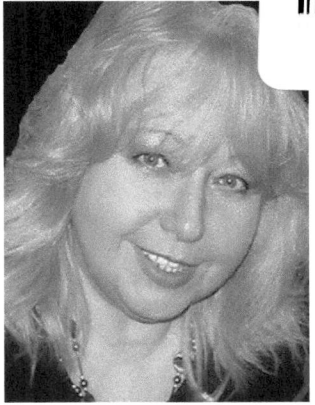

Jutta Schütz

wurde in Lebach (Saarland) geboren.

Mit ihrem ersten Bestseller "Plötzlich Diabetes" (2008) gilt die Autorin bei Kritikern als Querdenkerin. 2010 startete sie mit ihren Gesundheitsbüchern ihr Pilotprojekt in Bruchsal und später bei der VHS in Wolfsburg. Schütz schreibt Bücher, die anspornen, motivieren und spezielles Insiderwissen liefern. Sie hat bis heute über 90 Bücher geschrieben und an vielen anderen Büchern mitgewirkt. Zudem hilft sie als Mentorin und Coach vielen Neuautoren bei der Veröffentlichung ihrer Bücher.

Als Journalistin schreibt sie für viele Verlage und Zeitungen. Ihre Themen sind: Gesundheit, Psychologie, Kunst, Literatur, Musik, Film, Bühne, Entertainment. Weitere Informationen zur Autorin und ihren Büchern findet man in den Verlagen, auf ihrer Webseite sowie im Kultur-Netzwerk.

Mehr Infos finden Sie auf der Webseite:

www.jutta-schuetz-autorin.de

www.die-gruppe-48.net/Funktionstraeger

© **2018 Autor: Jutta Schütz (1. Auflage)**
© 2018 Buchsatz, Layout, Buchgestaltung
© 2018 Buchidee: Jutta Schütz
www.jutta-schuetz-autorin.de
E-Mail: info.jschuetz@googlemail.com

© **2018 Herstellung und Verlag:**
BoD – Books on Demand, Norderstedt
ISBN: 9783752839043

Bibliografische Information der Deutschen Nationalbibliothek:
Die Deutsche Nationalbibliothek verzeichnet diese Publikation in der Deutschen Nationalbibliografie; detaillierte bibliografische Daten sind im Internet über http://dnb.d-nb.de abrufbar.

Die im Buch veröffentlichten Ratschläge wurden von mir sorgfältig geprüft. Eine Garantie kann ich dennoch nicht übernehmen. Ebenso ist die Haftung von mir bzw. des Verlages für Personen-, Sach- und Vermögensschäden ausgeschlossen. Alle Markennamen, Warenzeichen und sonstigen eingetragenen Trademarks sind Eigentum ihrer rechtmäßigen Eigentümer und dienen hier nur der Beschreibung.

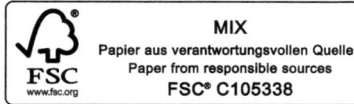

MIX
Papier aus verantwortungsvollen Quellen
Paper from responsible sources
FSC® C105338
FSC
www.fsc.org

Jutta Schütz

Parkinson
besser verstehen

Inhaltsverzeichnis

Parkinson ist eine degenerative, neurologische Erkrankung

Parkinson zählt zu den häufigsten Krankheiten des Nervensystems (ZNS). In Deutschland leben zirka 350.000 Betroffene und jedes Jahr kommen bis zu 20.000 Neuerkrankungen hinzu. Die eindeutigen Symptome treten erst relativ spät im Verlauf der Krankheit auf.

Die Parkinson-Krankheit, die auch als Schüttellähmung bekannt ist, unterscheidet sich zwischen dem idiopathischen Parkinson Syndrom (IPS) und der am häufigsten auftretenden Ausprägung sowie dem familiären, dem sekundären und dem atypischen Parkinson Syndrom.

Wenn von Parkinson gesprochen wird, meint man damit in der Regel den Morbus Parkinson. Ärzte sprechen auch von einem idiopathischen Parkinson-Syndrom (IPS). Idiopathisch bedeutet: ohne erkennbare Ursache. Zirka 80% aller Patienten bekommen die Diagnose "Morbus Parkinson".

Parkinson ist eine langsam fortschreitende neurologische Erkrankung, die vor allem bestimmte Teile des Gehirns betrifft. Diese Hirnbereiche weisen einen Mangel des Botenstoffs Dopamin auf.

Dopamin sorgt dafür, dass bestimmte Informationen von Nervenzelle zu Nervenzelle weitergegeben werden. Wenn es an Dopamin mangelt, wie es bei Parkinson der Fall ist, ist dieser Prozess gestört.

Auch andere Teile des Nervensystems sind von der Krankheit betroffen. Die krankheitsbedingten Veränderungen im Nervensystem des Magen-Darm-Trakts lassen sich erheblich früher nachweisen als im Gehirn. Es können somit weitere Symptome wie Verdauungsstörungen erklärt werden.

Parkinson ist mehr als nur eine einzige Krankheit!

James Parkinson und Sylvius de la Boe

Die Erkrankung "Parkinson" wurde erstmals vom englischen Arzt James Parkinson (*11.04.1755, †21.12.1824) im Jahre 1817 in der Monographie "An Essay on the Shaking Palsy (Eine Abhandlung über die Schüttellähmung)" beschrieben. James Parkinson wies auf das langsame Fortschreiten der Krankheit hin und vermutete eine Störung des Rückenmarks im Halswirbelbereich.

Seit der Antike sind die Symptome der Parkinson-Erkrankung aber schon bekannt. Mit scharfer Beobachtungsgabe beschrieb James Parkinson die wichtigsten Symptome der später nach ihm benannten Krankheit.

Aus den Jahren 1500 bis 1000 vor Christi finden sich Hinweise auf Erkrankungen, die Symptome wie Zittern, Steifheit und Bewegungsstörungen zeigten (ayurvedischen Schriften).

Auch in griechischen und römischen medizinischen Schriften befinden sich Eintragungen auf Krankheiten mit Zittern und Bewegungsstörungen.

Sylvius de la Boe erkannte im 17. Jahrhundert den Unterschied zwischen verschiedenen Formen des Zitterns (Ruhetremor, Intentionstremor).

Was ist eine neurologische Erkrankung?

Neurologische Erkrankungen sind Erkrankungen des Nervensystems. Sie beeinträchtigen das Nervensystem.

Der Neurologe ist ein Facharzt. Er ist spezialisiert auf die Erkennung und Behandlung von Erkrankungen des Gehirns, des Rückenmarks, der Sinnesorgane, der peripheren Nerven einschließlich der Nervenwurzeln sowie der Muskeln. Er beschäftigt sich mit Krankheiten der blutversorgenden Gefäße des Nervensystems und den Erkrankungen des Immunsystems sowie des Hormonsystems und der Hirnhäute.

Die neurologische Forschung begann Anfang des 19. Jahrhunderts und beschäftigt sich mit dem Aufbau, der Funktion und den Erkrankungen des Nervensystems.

Dieses besteht aus:

- dem zentralen Nervensystem (ZNS). Dazu gehören das Gehirn und das Rückenmark.

- dem peripheren Nervensystem (PNS), das die peripheren Nerven, Nervenwurzeln und Nervengeflechte umfasst.

- dem vegetativen Nervensystem, das die inneren Organe und unbewussten Körperfunktionen reguliert.

Die Muskeln fallen auch zu einem Teil in das Fachgebiet der Neurologie, da die Muskeln und Nerven eine untrennbare Einheit bilden.

Neurologische Krankheiten sind zum Beispiel:

- Parkinson
- Demenz (Morbus Alzheimer)
- Multiple Sklerose
- Amyotrophe Lateralsklerose (ALS)
- AD(H)S
- Borreliose (wird von Zecken übertragen)
- FSME (wird von Zecken übertragen)
- Polyneuropathie (eine Folge von Diabetes)
- Tourette-Syndrom (nicht vollständig erforscht)
- Restless Legs (nicht vollständig erforscht)
- Hirnhautentzündung (Meningitis)
- Schlaganfälle
- Migräne
- Epilepsie

usw.

Neurologische Symptome:

- Sehstörungen (Doppelbilder, Störungen der Sehschärfe)
- Kopf- und Gesichtsschmerzen
- Schwindel
- Taubheitsgefühle und Missempfindungen
- Schwächegefühle/Lähmungen
- Gehstörungen
- Koordinations- und Gleichgewichtsstörungen
- Muskelzucken
- Muskelschwäche (Steifigkeit)
- Blasenstörungen
- Depressionen
- Konzentrations-, Aufmerksamkeits- und Gedächtnisstörungen
- Zittern
- Epileptische Anfälle
- Bewusstlosigkeit
- Schmerzen (in Gliedmaßen oder Rumpf)
- Veränderungen der Sprache (des Sprechens)
- Veränderungen der Wahrnehmung (räumliche Orientierung)

Parkinson ist mehr als nur eine einzige Krankheit!

Mit zirka 80% ist das "Idiopathische Parkinson-Syndrom", auch IPS, Morbus Parkinson oder primäres Parkinsonsyndrom genannt, die häufigste Form aller Parkinson-Erkrankungen. Man spricht von einem idiopathischen Parkinson immer dann, wenn feststeht, dass es keine anderen Auslöser für die Symptome gibt. Man weiß immer noch nicht, warum die Nervenzellen in der substantia nigra im Mittelhirn absterben, sodass es zu einem Dopamin-Mangel kommt.

Idiopathisch bedeutet übersetzt: ohne erkennbare Ursache auftretend.

Als substantia nigra bezeichnet man: einen Kernkomplex im Bereich des Mesencephalon. Dieser erscheint durch einen hohen intrazellulären Gehalt an Melanin und Eisen dunkel gefärbt.

Syndrom bedeutet: Wenn Mediziner von einem Syndrom sprechen, dann meinen sie, dass ein Krankheitsbild aus mehreren Symptomen besteht. Dies trifft bei Parkinson zu, denn die Symptome sind vielfältig.

Neben dem idiopathischen Parkinson-Syndrom (IPS) gibt es auch Parkinson-Syndrome, bei denen eindeutige Auslöser wie zum Beispiel Medikamente, Gifte, Durchblutungsstörungen oder Hirnverletzungen eine Parkinsonsymptomatik auslösen. Bezeichnet werden diese Krankheiten als symptomatische oder sekundäre Parkinson-Syndrome.

Atypische Parkinson-Syndrome sind Krankheiten, bei denen mehrere Systeme des Gehirns betroffen sind (Multisystemerkrankungen). Dies führt zu vielfältigeren Störungen und schwereren Krankheitsverläufen. Seit kurzer Zeit zählt auch das IPS zu den Multisystemerkrankungen.

Bei dem symptomatischen Parkinson-Syndrom gibt es klar bekannte Ursachen:

- Tumor-Parkinson (Gehirngeschwulst)

- Vaskulärer Parkinson (Durchblutungsstörungen im Gehirn)

- Posttraumatischer Parkinson (Gehirnverletzungen, Hirntrauma)

- Entzündliche Parkinson (virale Hirnentzündungen)

- Toxischer Parkinson (chronische Vergiftung)

- Normaldruckhydrozephalus (Abflussstörung der Hirnflüssigkeit)

- Medikamentöser Parkinson (chemische Wirkstoffe)

- Psychogener Parkinson (Seelische Störungen "ohne" krankhafte strukturelle Veränderung des Gehirns)

Bei einem **atypischen Parkinson-Syndrom** sind schon früh mehrere Systeme im Gehirn gestört. Dies nennt man Multisystemerkrankungen.

Lewy-Körperchen-Demenz

Die Lewy-Körperchen-Demenz ist deutlich seltener als die Alzheimer-Demenz.

Die geistigen Leistungsfähigkeiten schwanken in Kombination mit Parkinson-Syndromen wie Muskelsteifheit, Zittern, langsame Bewegungen, gebeugte Haltung sowie Gehstörungen. Die Symptome treten überwiegend erst nach dem 60. Lebensjahr auf.

Im frühen Krankheitsprozess kann der Patient schon Dinge sehen, die nicht vorhanden sind. Die Demenz ist durch diese visuellen Halluzinationen nicht einfach festzustellen.

Die Fähigkeiten sowie das Gedächtnis des Patienten bleiben oft lang in Ordnung, aber der Grad der Demenz wechselt pro Tag.

Lewy-Körperchen sind abnorme Eiweißablagerungen in den Nervenzellen. Besser erklärt: In den Nervenzellen des Gehirns lagern sich Eiweißreste ab, die nicht richtig abgebaut werden. Die schädlichen Eiweißablagerungen stören den Stoffwechsel der Nervenzellen im Gehirn.

Bei Parkinson-Erkrankten befinden sich die Eiweißablagerungen in der Substantia nigra (Substantia nigra bezeichnet einen Teil des Gehirns).

Wenn ein Parkinson-Erkrankter innerhalb eines Jahres nach Beginn der Parkinson-Symptome Demenz-Anzeichen zeigt, wird diese Lewy-Körperchen-Demenz genannt. UND zeigen sich im späteren Krankheitsverlauf Anzeichen einer Demenz, fällt dies unter Parkinson-Demenz.

Wie auch bei allen Demenzen ist es auch bei der Lewy-Körperchen-Demenz sehr wichtig, die Therapie so früh wie möglich zu beginnen. Der Verlauf kann lediglich verlangsamt, nicht aber gestoppt werden.

Kortikobasale Degeneration

Die Kortikobasale Degeneration, auch corticobasale Degeneration oder CBD genannt, zählt zu den atypischen Parkinson-Syndromen.

Diese stellt eine Erkrankung dar, die zu den sogenannten Tauopathien gerechnet wird. Diese Krankheit wird auch mit der Abkürzung CBD bezeichnet.

Zusätzlich zu den Symptomen der Parkinson-Erkrankung kommt es bei der Kortikobasalen Degeneration zu Störungen der Funktionen der Hirnrinde. Dies äußert sich besonders in einer Störung der Planung und Durchführung von Bewegungen in verschiedenen Körperteilen (Fremdheitsgefühl einer Extremität). Es können auch Muskelzuckungen und Verkrampfungen sowie Schluckbeschwerden auftreten.

Bei der Kortikobasalen Degeneration handelt es sich grundsätzlich um eine relativ selten vorkommende Krankheit. Laut medizinischen Forschungen liegt die Ursache für die Entstehung der Erkrankung in einem speziellen Gen. Dieses Gen ist für die Kodierung des sogenannten Tau-Proteins (MAPT) zuständig.

Eine kortikobasale Degeneration kann nur durch klinische Verfahren (bildgebende Methoden) festgestellt werden.

Multisystem-Atrophie

Die Multisystem-Atrophie, auch MSA genannt, ist eine degenerative Erkrankung des zentralen Nervensystems. Bei dieser Krankheit sterben spezielle Nervenzellen in bestimmten Bereichen des Gehirns ab. Es sind mehrere Systeme gleichzeitig von der Erkrankung betroffen.

Unterschieden wird zwischen der MSA-P und MSA-C:

- Bei der MSA-P-Erkrankung stehen Parkinson-Symptome im Vordergrund. Hier stürzen die betroffenen Patienten und zeigen zusätzlich zerebelläre (das Kleinhirn betreffend) Symptome. Vegetative Begleitsymptome sind in unterschiedlichem Ausmaß vorhanden. Die MSA-P betrifft zirka 80% der Patienten mit Multisystem-Atrophie.

- Bei der MSA-C-Erkrankung stehen Kleinhirnsymptome im Vordergrund. Diese Form der Erkrankung führt vor allem zu zerebellären Symptomen wie Dysarthrie (ist eine Sammelbezeichnung für verschiedene motorische Sprechstörungen), einer Ataxie (verschiedene Störungen der Bewegungskoordination) und einer Störung der Okulomotorik (medizinischer Fachbegriff für die Augenbewegung). Ausgeprägt sind mehr oder weniger Störungen im Bereich des autonomen Nervensystems sowie des Extrapyramidalen-Systems (Steuerungsvorgänge der Bewegung/Motorik).

Häufig leiden Kranke mit einer Multisystem-Atrophie (MSA) an Bewegungsstörungen, niedrigem Blutdruck, Problemen bei der Blasenentleerung oder auch an Symptomen, die der Parkinson-Krankheit ähneln. Bei der MSA bleiben die kognitiven Fähigkeiten wie Denken, Orientierung und Merkfähigkeit erhalten. Vor einiger Zeit dachte man noch wegen dieser Symptomvielfalt an unterschiedliche Erkrankungen.

Progressive supranukleäre Blickparese

Die progressive supranukleäre Blickparese, auch PSP genannt, ist eine seltene Funktionsstörung des Gehirns.

PSP wurde 1963 von Dr. J. C. Steele, Dr. J. C. Richardson und Dr. J. Olszewski entdeckt und ist auch unter der Bezeichnung "Steele-Richardson-Olszewski-Syndrom" (SRO) bekannt. Verwandt ist sie mit der Parkinson-Krankheit.

PSP ist nach der Parkinson-Krankheit die zweithäufigste Bewegungsstörung. Sechs bis sieben von 100.000 Menschen erkranken im Laufe ihres Lebens an PSP.

Es gibt verschiedene Verlaufsformen der PSP:

- Das Richardson-Syndrom (RS) entspricht am ehesten der "klassischen" PSP. Recht schneller Verlauf (Gangunsicherheit, Stürze, Blick-Parese und Denkverlangsamung in den ersten 2 Jahren). Parkinson-Medikamente zeigen wenig Wirkung.

- Das PSP-Parkinson-Syndrom (PSP-P) beginnt häufig mit motorischen Problemen auf einer Seite (bei RS sind meist beide Seiten gleichzeitig betroffen). PSP-P-ler haben häufiger als RS-ler einen Tremor (das typische Parkinson-Zittern) und leiden stärker unter einer Versteifung der Gliedmaßen. Bei PSP-P wirken Parkinson-Medikamente besser als bei RS.

- Pure Akinesia with Gait Freezing (PAGF) bedeutet so viel wie Bewegungsarmut mit Gang-Blockaden. Die Patienten haben vor allem Gang-Blockaden. Die anderen "typischen" PSP-Symptome können hier zum Teil völlig fehlen.

Bei PSP können die Symptome sehr verschieden sein. Sie verstärken sich zunehmend und können aber auch ganz ausbleiben. Es gibt Hinweise wie unvorhersehbare Stürze sowie Gangunsicherheit, Gehschwierigkeiten, Gleichgewichtsprobleme, Bewegungsverlangsamung, Sehschwierigkeiten, Sprech- und Schluckprobleme sowie auch subkortikale Demenz.

Die "subkortikale Demenz" ist eine seltene Demenzform. Sie äußert sich durch Störung der Sprache, der Koordination und der Bewegung.

Es kommt manchmal auch zu Gemüts- oder Persönlichkeitsveränderungen. Vor allem sind es die Stürze und eine zunehmende Unfähigkeit, die Augen nach unten zu bewegen, was zur Diagnose führt. Die Augen-Probleme haben der Krankheit ihren Namen gegeben: Blickparese (Blicklähmung).

Bei PSP wird im Gegensatz zum verwandten Morbus-Parkinson das charakteristische Zittern oder Schütteln von Armen und Beinen nur selten beobachtet.

Die PSP ist nicht einfach zu diagnostizieren und wird von Neurologen festgestellt. Sie ist nicht heilbar.

PARKINSON
hat aber noch viel mehr Symptome

Es gibt Parkinson-Symptome, die sind sichtbar – andere nicht.

An Parkinson erkrankte Menschen haben oft Schwierigkeiten, bestimmte Symptome dieser Krankheit oder anderen Ursachen zuzuordnen.

Sollten Sie oder ein Angehöriger, Freund oder Kollege ein neues Krankheitszeichen entdecken, sollten Sie mit Ihrem Arzt darüber sprechen.

Zum Beispiel können verschiedene Schlafprobleme auch einer Parkinson-Krankheit zugeordnet werden.

Auch Depressionen sowie Angststörungen gehören zu den Symptomen der Parkinson-Krankheit. Die Parkinson-Krankheit kann durchaus depressive Verstimmungen auslösen.

Die Krankheit Parkinson kann auch bewirken, dass das Stimmvolumen geringer und die Sprache undeutlicher wird. Das Problem tritt bei der Koordinierung des Atems auf. Die Patienten haben Schwierigkeiten, immer im gleichen Tempo zu sprechen. Hier kann ein Logopäde weiter helfen.

Auch kann der Geruchssinn leiden. Dieses Symptom zählt oft zu den ersten Krankheitsmerkmalen.

Manche Patienten haben kognitive Probleme und leiden unter Gedächtnisverlust, haben Schwierigkeiten mit der Konzentration oder sind nicht mehr Multitasking.

Ein plötzlicher Blutdruckabfall beim Aufstehen von einer sitzenden oder liegenden Position kann zu Schwindel, extremem Schwächegefühl und Sehstörungen führen.

Das Nervensystem regelt normalerweise den arteriellen Blutdruck, auch bei einer Haltungsänderung. Bei Parkinson-Patienten geschieht das jedoch nicht mehr automatisch, da die Krankheit das vegetative Nervensystem angreift.

Der "arterielle Blutdruck" ist der Blutdruck, der in den Arterien gemessen werden kann.

Die Bewegungsstörung Dystonie: Bei Dystonie-Patienten ist die Koordination der Bewegungen im Gehirn gestört. Es treten unfreiwillige, unkontrollierbare Muskelkontraktionen und Verkrampfungen auf. Es kommt zu Gangstörungen und zunehmend auch zu feinmotorischen Störungen an Händen und Armen.

Es gibt auch die Bezeichnung "Parkinson-Maskengesicht": Hier fällt das Schlucken und das Reden schwer. Die Erkrankten können leiser und monotoner sprechen. Mit der Zeit verliert die Gesichts- und Halsmuskulatur an Beweglichkeit.

Es wird auch berichtet, dass viele Parkinson-Patienten an einer Teilnahmslosigkeit (Apathie) leiden und sie haben dadurch auch eine verminderte Lebensqualität.

Und dann gibt es noch die Nebenwirkungen von Medikamenten. Hier sollte genau beobachtet werden, welche Nebenwirkungen oder Wechselwirkungen es mit anderen Medikamenten geben könnte.

Es gibt auch Frühsymptome wie Depressionen (depressive Verstimmung), Schlafprobleme, Verstopfung oder auch Schulter-Arm-Schmerzen. Aber nicht immer sind diese Anzeichen eine Parkinson-Krankheit. Gangunsicherheit und Schwindel können auch andere Ursachen haben und die Ärzte können eine falsche Diagnose stellen.

Die Parkinson-Krankheit ist bis heute nicht heilbar und auch nicht aufzuhalten, die Symptome lassen sich aber in der Regel mit Medikamenten, die den Dopaminmangel ausgleichen, sehr gut behandeln.

Man sollte aber auf die Nebenwirkungen achten, vor allem, wenn es sich doch nicht um die Parkinsonkrankheit handelt.

Diese Medikamente sind dazu da, um die Beweglichkeit wiederherzustellen und die sogenannte Schüttellähmung (Parkinson) zu stoppen. Dabei verursachen sie Nebenwirkungen wie Übelkeit, Schwindel, Müdigkeit, Kreislaufprobleme sowie Halluzinationen. Es wurde schon beobachtet, dass die Medikamente auch zu einer Spiel- und Kaufsucht führen können.

Wird die Diagnose "Parkinson-Krankheit" einmal in den Krankenakten geführt, wird dies auch von weiterbehandelnden Ärzten kaum mehr hinterfragt! Die Ärzte führen das Fehlen der typischen Symptome dann auf die Wirkung der Medikamente zurück.

Daher ist es sehr wichtig, die Diagnose PARKINSON von Anfang an zu sichern! Dadurch kann man Fehlbehandlungen vermeiden und frühzeitig mit einer "an das Krankheitsstadium angepassten Therapie" beginnen.

Es gibt ähnliche Symptome wie bei Parkinson, diese können Nervenerkrankungen, Gefäßerkrankungen, Altershirndruck oder essentielle Tremor hervorrufen.

Wird die Parkinson-Krankheit
von einem Virus verursacht?

Bis heute gibt es keinen bedeutenden Hinweis, dass die Parkinson-Krankheit von einem Virus (oder einem anderen infektiösen Organismus) verursacht wird. Nach derzeitigen Erkenntnissen ist Parkinson NICHT übertragbar.

Die Parkinson-Krankheit ist in nur sehr wenigen Fällen erblich. Die Krankheit wird aber nicht von den Eltern vererbt - allerdings nimmt man an, dass das Zusammenspiel mehrerer Erbanlagen verschiedene Menschen anfälliger macht, an Parkinson zu erkranken.

Zurzeit wird noch vermutet, dass gewisse Giftstoffe, die möglicherweise im Körper selbst entstehen, die Zellen der Substantia nigra schädigen können. Es könnte sein, dass eine erbliche Störung im Abbau dieser Giftstoffe auch zur Entstehung der Parkinson bei trägt.

Es wird immer noch diskutiert (Hypothese vom oxidativen Stress), dass eine schädigende Wirkung von aggressiven Sauerstoffverbindungen, die im körpereigenen Stoffwechsel entstehen, mit verantwortlich ist.

PARKINSON und Depressionen

Bei der Parkinson-Krankheit ist auch oft die Psyche betroffen, psychopathologische Auffälligkeiten sind häufig ein Begleitsymptom. Oft treten sie sogar vor den motorischen Störungen auf. Es muss bei über der Hälfte der Erkrankten mit psychischen Beschwerden gerechnet werden.

Es sind Gefühle von Hoffnungslosigkeit, Niedergeschlagenheit und Antriebslosigkeit, die bei zirka 45% der Parkinson-Patienten über längere Phasen hinweg andauern und als Depressionen bezeichnet werden. Bei jedem fünften depressiven Parkinson-Patienten tritt die Depression bereits vor den motorischen Störungen auf. Die Schwere der Depression hängt somit in den meisten Fällen nicht mit dem Schweregrad und der Dauer der Parkinson-Erkrankung zusammen.

Die Zeichen einer Depression können sein:

- negative Gedanken
- negative Stimmung
- keine Freude mehr empfinden
- keinen Antrieb spüren
- kein Selbstwertempfinden
- fehlende Leistungsfähigkeit
- kein Einfühlungsvermögen
- Zukunftsangst
- vielfältige körperliche Symptome wie: Schlaflosigkeit, Appetitstörungen, Schmerzzustände

In der Psychiatrie wird die DEPRESSION den affektiven Störungen zugeordnet. Eine Diagnose wird immer nach Symptomen und Verlauf gestellt.

Nach der fachärztlichen Leitlinie der „Deutschen Gesellschaft für Psychiatrie und Psychotherapie, Psychosomatik und Nervenheilkunde „DGPPN" (Nationale Versorgungs-Leitlinie Unipolare Depression)" vom Jahr 2011 wird empfohlen, zum Zwecke der Diagnose (nach ICD-10) zwischen drei Haupt- und sieben Zusatzsymptomen zu unterscheiden.

Für eine Diagnosestellung müssen Hauptsymptome und weitere depressive Symptome mindestens zwei Wochen lang fortwährend vorhanden sein.

Aufgrund ihres vielfältigen Erscheinungsbildes, wird die Depression vom Hausarzt oft nicht erkannt. Es gehört neben medizinischem Fachwissen auch viel psychiatrische Erfahrung dazu, um eine Depression schnell und sicher zu diagnostizieren.

Ist eine richtige Diagnose erst mal gestellt, ist die Lage alles andere als aussichtslos. Hinsichtlich der Therapie hat sich in den letzten Jahrzehnten viel getan. Mehr als 80% der Erkrankten kann geholfen werden.

Patienten beschreiben ihre depressiven Gefühle unterschiedlich. So wird von Hoffnungslosigkeit, Niedergeschlagenheit und von Verzweiflung berichtet, andere schildern mehr eine Gefühllosigkeit, bei der sie weder Trauer noch Freude empfinden können.

Auffällig ist auch, dass depressive Patienten sich langsam bewegen sowie auch langsam sprechen.

Eine Depression wird oft von einer anderen Erkrankung überdeckt und nicht erkannt. Sie kann sich auch vorwiegend durch körperliche Symptome (Schmerzen) bemerkbar machen.

Bei schweren depressiven Störungen können auch psychotische Symptome auftreten wie:

- Halluzinationen

- Wahnideen

- Stupor (körperliche Starrheit)

Eine „nicht behandelte" depressive Phase (Episode) dauert zirka sieben Monate.

Die behandelte Depression kann bei den meisten Menschen vollständig geheilt werden – bei manchen Patienten bleibt jedoch ein kleiner Rest der depressiven Symptome bestehen.

Die Depression kann sich auch chronisch entwickeln. Das heißt, dass sich die depressiven Phasen regelmäßig wiederholen – es entsteht eine Dysthymie. Hier sind die Symptome nicht so ausgeprägt wie bei einer klassischen Depression.

Bei über der Hälfte der Patienten kommt es nach einer ersten Erkrankung zu einer weiteren depressiven Episode.

Eine Behandlung richtet sich danach, ob eine Depression erstmals oder wiederholt auftritt und wie schwer der Patient erkrankt ist.

Sie sollte sich an den Empfehlungen orientieren, die in der „Nationalen Versorgungsleitlinie (Unipolare Depression)" stehen.

Nicht jede Depression muss sofort psychotherapeutisch oder mit Medikamenten behandelt werden.

Eine effektive Behandlung senkt die Rückfallrate erheblich.

Eine depressive Störung ist NICHT dasselbe wie eine vorübergehende Niedergeschlagenheit! Eine Depression kann auch durch eine körperliche Erkrankung oder durch Medikamente hervorgerufen werden.

Denkbar ist auch, dass diese Erkrankung in einem engen Zusammenhang mit einem Ereignis im Leben des Betroffenen stehen kann, wie z. B. einem Trauerfall, Arbeitsverlustes, Trennung oder finanzieller Verschuldung.

Ein weiterer zusätzlicher Faktor könnte eine manisch-depressive Erkrankung sein (bipolare Störung). Hier treten neben ausgeprägten Tiefs auch ausgeprägte Hochs auf. In diesen Hochphasen ist der Erkrankte oft überaktiv und ausgesprochen redselig. In dieser Zeit wird häufig das Denken, das Sozialverhalten und die Urteilsfähigkeit beeinflusst.

Wenn die Anzeichen einer Depression bemerkt werden, sollte man schnellst möglich zum Arzt gehen. Oft ist es für Betroffene, aber auch Angehörige wichtig, die Lebensumstände entsprechend zu ändern (Arbeitssituation / Privatleben). Der erste Ansprechpartner sollte der Hausarzt sein, dieser überweist sie an einen Psychologen. Vielleicht gehören zur ersten Behandlung auch Medikamente (Antidepressiva) und eine Psychotherapie.

Diese Krankheit ist eine ernst zu nehmende Erkrankung, die nicht nur für den Betroffenen eine enorme Belastung ist, sondern auch sein soziales Umfeld vor eine Situation stellt, die viel Geduld und Sensibilität erfordert.

In Studien über Depressionen zeigt sich, dass fast jeder Patient während einer depressiven Episode über kognitive Dysfunktionen klagt. Nach Ende einer akuten Depression bleiben diese Einschränkungen bestehen. Diese Begleiterscheinungen einer Depression belasten den Betroffenen sowie auch sein Umfeld sehr. Hier ist es wichtig, dass man sich mit seinem Arzt bespricht. Dieser kann dann die Symptome in die Therapie mit einbeziehen.

Depressive Menschen haben durch verschiedene Faktoren eine geringere Toleranz gegenüber seelischen, körperlichen und biografischen Belastungsfaktoren als gesunde Menschen. Diese Verletzlichkeit (Vulnerabilität) spielt bei dem Ausbruch und der Aufrechterhaltung ihrer Depression eine große Rolle.

Jeder Mensch hat seine Erwartungen und Wünsche und wenn diese Wünsche nicht erfüllt werden, entsteht oft eine innerliche Wut. Es wird dann gegen diese Wut angekämpft, oft ist man enttäuscht und fällt vielleicht auch in ein tiefes Loch – es entsteht eine Krise. Wie der einzelne reagiert, hängt von seiner Lebenseinstellung und seiner Lebenserfahrung ab.

Depressionen werden von negativen Lebenseinstellungen geprägt. Man bewertet sein Leben als ausweglos und fühlt sich als Versager.

Forschungsarbeiten haben gezeigt, dass während einer Depression die Systeme für Botenstoffe im Gehirn aus dem Gleichgewicht kommen. Dies betrifft insbesondere die Transmitter-Systeme für die Botenstoffe „Serotonin und Noradrenalin".

Entweder liegen die Neurotransmitter in zu geringer Konzentration vor, oder die Empfindlichkeiten der Rezeptoren (diese wirken an den Botenstoffen) ist dauerhaft verändert. An dieser Stelle setzt dann auch eine Behandlung mit antidepressiven Medikamenten an. Diese Medikamente sollen den Serotonin- und Noradrenalin-Stoffwechsel wieder normalisieren.

Es wurde auch mithilfe bildgebender Verfahren bei depressiven Menschen während einer Episode festgestellt, dass es eine veränderte Aktivität des so genannten limbischen Systems im Gehirn gibt.

Das limbische System, auch als stressregulierendes System bezeichnet, ist für das Empfinden und Verarbeiten von Gefühlen mitverantwortlich.

Die veränderte Aktivität bei der Verarbeitung von Gefühlen erklärt die erhöhte psychische Verletzlichkeit depressiver Menschen und warum Schicksalsschläge einer Erkrankung vorausgehen. Auch das Stresshormon wird mit der Entstehung einer Depression in Zusammenhang gebracht.

Die Stresshormone werden in Schreck- und Gefahrensituation ausgeschüttet. Sie erhöhen kurzfristig die Anspannung und die Aufmerksamkeit. Auf diese Weise wird der Körper darauf vorbereitet, schnell und effektiv zu reagieren.

Depressive Menschen haben ein gestörtes Kontrollsystem. So ließen sich bei depressiven Patienten erhöhte Werte des Stresshormons Cortisol im Blut und im Urin nachweisen. Auch ein veränderter Hormonhaushalt kann eine Depression auslösen. So kann zum Beispiel vorkommen, dass Frauen nach der Geburt oder in den Wechseljahren an einer Depression erkranken.

Depressionen sind heilbar. Sie verlaufen meistens phasenhaft – das heißt, es treten Episoden auf, die spontan wieder abklingen. Man sollte sich aber nicht darauf verlassen.

Es ist eher davon auszugehen, dass die Neigung (Empfänglichkeit) zur Entwicklung einer erneuten Episode, ein Leben lang bestehen bleibt. Es ist wichtig, dass man alles daran setzt, das Rückfallrisiko durch geeignete Maßnahmen zu minimieren. Dabei kommt neben Medikamenten vor allem der eigenen Psychohygiene eine entscheidende Bedeutung zu. Die kognitive Verhaltenstherapie oder andere Formen der psychotherapeutischen Hilfe können diesen Prozess erfolgreich unterstützen.

Der zwischenmenschliche Kontakt, der besonders wichtig ist für depressive Menschen, ist oft gestört. Chronisch depressive Kranke können sich nicht nur weniger als andere anpassen – sie ziehen sich auch resigniert zurück. Gleichzeitig schockieren sie durch nörgelndes Appellationsverhalten (Hilferufe), brüske Zurückweisungen oder regelrechte Feindseligkeiten.

Der depressive Mensch lebt vorübergehend in einer anderen Welt, die gesunde Menschen nicht verstehen können. Diese Welt besteht oft aus Schuldgefühlen, Pessimismus und mangelndem Selbstvertrauen.

Vielleicht war dieser Mensch vorher ein lebensfroher, realistisch denkender und aktiver Mensch und plötzlich zieht sich dieser in sein Schneckenhaus zurück und verfällt in eine seelische und körperliche Passivität.

Dies kann ein Außenstehender, der nichts über die Erkrankung weiß, NICHT verstehen. Auf ihn wirkt dieser depressive Mensch teilnahmslos, apathisch, entscheidungsschwach, gefühlskalt, kraftlos, empfindlich oder faul. Depressionen können einen Menschen völlig verändern!

Zum Beispiel ist es möglich, dass ein früher lebenslustiger Freund/Partner auf einmal schwunglos wird, an innerer Leere leidet, Hoffnungslosigkeit empfindet und Schuldgefühle hat. In dieser Hilflosigkeit entwickeln Angehörige oft selbst Schuldgefühle und Ärger gegenüber dem Erkrankten. Hält diese depressive Phase längere Zeit an, können sich auch bei den Angehörigen Erschöpfung und eine Überlastung entwickeln.

Eine große Hilfe für Angehörige bringen Selbsthilfegruppen. Besprechen Sie sich auch mit ihrem Arzt, welche Hilfen es gibt.

Wie auch bei allen anderen schweren Krankheiten, sollten Sie so schnell wie möglich ärztlichen Rat einholen. Haben Sie bitte keine Scheu und ergreifen Sie die Initiative und vereinbaren Sie für den Erkrankten einen Arzttermin.

Depressive Menschen suchen häufig die Schuld für ihr Befinden bei sich selbst und sind selbst der Meinung, nicht zum Arzt zu müssen. Es fehlt ihnen auch oft die Kraft, sich zu einem Arztbesuch aufzuraffen. Hier ist die Unterstützung der Angehörigen beim Gang zum Arzt SEHR wichtig.

Erinnern Sie den Patienten daran, dass seine Depression eine Erkrankung ist, wie eine Erkältung – und ihm auch geholfen werden kann. Zeigen Sie Geduld mit dem Erkrankten und lassen Sie sich nicht auf einen Streit darüber ein, ob seine negative Sichtweise „objektiv" gerechtfertigt sei, oder auch nicht. Die Diskussion wird keinen Erfolg bringen.

Stellen Sie die körperlichen Missempfindungen und Krankheitsängste des Patienten nicht als übertrieben oder „nur psychisch bedingt" hin – depressive Menschen dramatisieren ihr Erleben nicht. Es ist die Depression, die auch leichte bis schwere Schmerzen oder Missempfindungen ins kaum Erträgliche steigern kann.

Es ist sehr wichtig, dass Sie sich nicht von Ihrem Angehörigen abwenden, auch wenn er Ihnen noch so abweisend erscheint.

Ratschläge, dass ein depressiver Mensch für ein paar Tage verreisen sollte oder ein paar Tage einfach mal abschalten könnte, bringen nichts. Eine fremde Umgebung verstört den Patienten meist zusätzlich. Ihm zu sagen, dass er sich zusammennehmen soll, ist auch keine gute Idee. Er kann diese Forderung nicht erfüllen. Dieser Ratschlag verstärkt womöglich noch seine Schuldgefühle und seine Depressionen werden schlimmer.

Seien Sie sich immer bewusst, dass Depressive die Realität in vielen Dingen durch die „depressive Brille" sehen – das heißt, VERZERRT sehen und deshalb Entscheidungen treffen, die sie später wieder anders treffen würden. Für Patienten und Angehörige ist es wichtig, sich durch Bücher oder Videos frühzeitig und umfassend über die Erkrankung zu informieren.

Angehörige gehen sehr unsicher mit Selbstmorddrohungen um, aber solche Äußerungen MUSS man ernst nehmen! Das Vorurteil, dass ein Mensch, der davon spricht, dies nicht tun wird, ist falsch! Ein Selbstmordgedanke entspricht nicht einer bewussten Überlegung des Depressiven, sondern wird durch die Krankheit verursacht.

Versuchen Sie auf solche Äußerungen einzugehen!

Hören Sie dem Erkrankten ernsthaft zu und versuchen Sie den Betroffenen zu überreden, SOFORT seinen Arzt oder Therapeuten aufzusuchen oder bringen Sie den Erkrankten in das nächste Krankenhaus. Wenn der Patient nicht bereit ist, sich helfen zu lassen, dann schrecken Sie NICHT davor zurück, selbst einen Arzt, notfalls auch die Polizei anzurufen.

Lebt ein depressiver Mensch in einer Partnerschaft, ist dies für den Partner eine große Anstrengung. Eine Partnerschaft lebt vom gegenseitigen GEBEN und NEHMEN, doch Menschen in einer depressiven Phase sind zwar stark auf Unterstützung angewiesen, aber kaum in der Lage, etwas zurückzugeben.

Ebenso leidet auch die Sexualität, denn bei depressiven Menschen erlischt oft das Interesse am Sex. Dies bedeutet nicht, dass der depressive Partner Sie ablehnt. Nicht selten enden Beziehungen wegen dieser Erkrankung des Partners.

Oft entwickelt der Partner von depressiven Menschen selbst Schuldgefühle. Dauert eine Depression länger an, stellt sich oft ein Gefühl von Überforderung und Erschöpfung ein. Der nicht an Depressionen erkrankte Partner wird emotional stark belastet.

PARKINSON und Demenz

Wissenschaftliche Untersuchungen zeigen, dass durchschnittlich 40% der Parkinson-Erkrankten im Verlauf der Erkrankung eine Demenz entwickeln. Das Durchschnittsalter liegt zirka bei 70 Jahren und ist stark vom Lebensalter und der Krankheitsdauer abhängig.

Menschen mit Parkinson erkranken etwa sechsmal häufiger an Demenz als die Allgemeinbevölkerung.

Das Risiko liegt am hohen Alter oder an einer langen Krankheitsdauer, auch wenn zugleich beide Körperseiten von den Beschwerden betroffen sind oder Halluzinationen bestehen.

Bei Parkinson-Kranken, die bereits vor dem 40. Lebensjahr erkranken (auch early-onset genannt), wurde so gut wie nie eine Demenz festgestellt.

early-onset (früher Ausbruch) bedeutet: Ein Krankheitsverlauf, bei dem ein Patient zu einem vergleichsweise frühen Zeitpunkt in seinem Leben erkrankt.

Die Parkinson-Demenz unterscheidet sich in einigen Punkten von der Alzheimer-Demenz, wo Gedächtnisstörungen im Vordergrund stehen. Dagegen zeichnet sich die Parkinson-Demenz durch Veränderungen in der Persönlichkeit, Verlangsamtem Denkvermögen, Depressionen sowie Halluzinationen aus.

Wie alle Formen von Demenz ist auch die Parkinson-Demenz immer noch nicht heilbar. Es gibt Therapiemöglichkeiten, die Beschwerden lindern und das Fortschreiten der Demenz verzögern können.

Häufig spricht man von Alzheimer und meint gleichzeitig auch Demenz. Es ist wichtig deutlich zu machen, dass die Demenz der Oberbegriff für verschiedene Demenz-Erkrankungen ist – umgekehrt jedoch nicht jede Demenz ein Alzheimer.

Das heißt: Alzheimer ist eine Form von Demenz.

Die häufigste Form der Demenz ist die Alzheimer-Krankheit (Zirka 60% aller Demenzen sind Alzheimer-Demenz), eine neurodegenerative Erkrankung, die am besten erforscht ist. Sie entsteht im Gehirn durch den Verlust gesunder Nervenzellen. Es gehen in bestimmten Bereichen des Gehirns durch Störungen des Gleichgewichts des Botenstoffs Glutamat Nervenzellen zugrunde.

Der Begriff Demenz ist international im ICD 10 (Internationale Klassifikation der Krankheiten, 10. Revision) einheitlich definiert.

Zirka 1,2 Millionen Menschen leiden in Deutschland an einer Demenz, die Tendenz ist steigend. Wenn man Experten-Prognosen glauben kann, so sind im Jahr 2030 zirka 2,5 Millionen Menschen von der Demenzerkrankung in Deutschland betroffen.

Demenz zeichnet sich durch einen Verlust der kognitiven Fähigkeiten wie Denken, Erinnern und Orientieren aus. Betroffene sind im fortgeschrittenen Krankheitsstadium nicht mehr dazu in der Lage, ihr Leben eigenständig und selbstbestimmt zu führen.

Menschen, die an Demenz leiden, bemerken die Veränderung an sich selbst schnell, aber sie geben diese oft nicht offen zu. Sie entwickelt sich jahrelang unbemerkt - in der Regel vergehen bis zu 10 Jahre, in denen sich das Gehirn kontinuierlich verändert.

Die Erkrankten realisieren im Stadium der leichten kognitiven Beeinträchtigung, dass hier etwas nicht mit ihnen stimmt und fallen in Depressionen bis hin zu Suizidgedanken.

Was sind Alzheimer Plaques?

Alzheimer Plaques sind Eiweißablagerungen im Gehirn von Alzheimer-Patienten. Diese Ablagerungen führen zum Tod der Nervenzellen – sie lassen die gesamte Hirnsubstanz schrumpfen.

Wissenschaftler gehen davon aus, dass die Ablagerungen giftig sind. Die Neuronen könnten schon lange vor dem eigentlichen Ausbruch der Alzheimerkrankheit geschädigt sein (in einem sehr frühen Stadium der Demenz) – ohne dass die Betroffenen etwas davon spüren.

Man konnte bisher noch nicht ganz abklären, warum es zu diesen krankhaften Ablagerungen kommen kann.

Das Amyloid (Amyloidose ist ein Sammelbegriff für Ablagerungen abnorm veränderter Proteine im Interstitium) entsteht das ganze Leben über. Es ist ein Nebenprodukt eines normalen Stoffwechselvorganges und führt nur als "krankhafte" Plaques zu Schädigungen.

Damit man "Alzheimer Plaques" identifizieren kann, muss entweder eine Hirnbiopsie oder eine PET (Positronenemissionstomographie) durchgeführt werden.

Nicht alle Formen der Demenz sind durch diese Ablagerungen charakterisiert.

Bis heute ist die Demenz/Alzheimer nicht heilbar und die Forscher legen großen Wert auf Prävention und Früherkennung.

Wenn man die "Alzheimer Plaques" schon früh erkennen könnte, dann wäre Alzheimer vermutlich besser vorzubeugen.

ALZHEIMER ist weltweit die häufigste Form von Demenz. Fast jeder Mensch kennt im Kreise seiner Familie und Freunde/Bekannte einen Menschen, der von dieser Krankheit befallen ist. Dies hängt mit der steigenden Lebenserwartung zusammen, je älter wir werden, umso höher ist die Chance erste Symptome zu entwickeln.

Demenzerkrankungen wie "Alzheimer" entwickeln sich meistens über Jahre. Bei Demenzerkrankten nimmt nicht nur die Erinnerung ab, sondern auch die Fähigkeit, Zusammenhänge klar zu erfassen. Ihr Verhalten ändert sich grundlegend. Wenn ein Mensch Anzeichen zeigt, an Demenz/Alzheimer zu leiden, führen Fachärzte umfassende Untersuchungen durch.

Die Diagnose fordert umfassende körperliche und geistige Untersuchungen. Die Ärzte fahnden bei Analysen von Blut und Gehirnflüssigkeit nach Hinweisen auf die Alzheimer-Erkrankung. Oder ob eine andere behandelbare Ursache für die Probleme verantwortlich ist.

Im Anfangsstadium zeigen die Patienten: Vergesslichkeit, Orientierungsschwierigkeiten sowie Sprachbeeinträchtigungen. Plötzlich fehlen dem Betroffenen die Worte und er greift zu Ersatzbegriffen, um etwas zu beschreiben. Wochentage und Tageszeit werden verwechselt.

Die Vergesslichkeit hat Auswirkungen auf die Arbeit und das tägliche Leben. Sie vergessen ab und an Namen und Termine. Wenn sich diese Vorfälle häufen und treten dazu noch unerklärliche Verwirrtheitszustände auf, kann dies ein Zeichen für eine Verminderung der Gedächtnisleistung sein.

Betroffene haben Mühe, komplexe Zusammenhänge zu verstehen wie zum Beispiel eine Mahlzeit zu kochen, wie man einfache Elektrogeräte bedient oder Einkäufe erledigt. Bereits Gesagtes wird mehrfach wiederholt, Erlebtes oder Verabredungen werden vergessen. Auch das Ablesen einer Uhr geht nicht mehr.

Im Anfangsstadium ist die selbstständige Lebensführung zwar bereits eingeschränkt, aber dennoch möglich. Es wird erst problematisch, wenn bereits einfache Alltagsaufgaben nicht mehr gemeistert werden können (Körperpflege, Anziehen). Ab dieser Stufe sind die Betroffenen auf Hilfe angewiesen. Im schweren Stadium sind die kognitiven Funktionen der Erkrankten so weit eingeschränkt, dass von ihnen "einfache Gedankengänge" nicht mehr nachvollzogen werden können.

Was ist Dopamin

Die Parkinson-Krankheit wird durch einen Mangel an Dopamin ausgelöst. Das ist ein Botenstoff im Gehirn. Er ist von zentraler Bedeutung für die ordnungsgemäße Steuerung von Bewegungsabläufen.

Dopamin (Neurotransmitter) ist eine Art Hormon. Es leitet Signale zwischen Neuronen weiter und sorgt so für die Steuerung sowohl körperlicher als auch geistiger Bewegung.

Dopamin ist für eine Vielzahl von Körperreaktionen verantwortlich:

- Feinmotorik

- Körperbewegung

- Wohlbefinden

- Psychischer Antrieb

- Lebensfreude

- Konzentration

- Mut

- Vergnügen

Dopamin ist in ständiger Wechselwirkung mit dem eher dämpfend-entspannend wirkenden Serotonin.

Die Parkinson-Medikamente sollten so angepasst werden, dass Medikamente, die tendenziell die Demenz verstärken können, durch andere Medikamente ersetzt werden.

Noch ein paar Abschluss-Worte zur Demenz:

Für Nicht-Betroffene ist es schwer nachvollziehbar, was es bedeutet, langsam seinen Verstand zu verlieren. Für die Betroffenen ist es ein Zustand, der meist von Angst und Verwirrung geprägt ist. Das Gefühl, welches der Erkrankte hat, könnte man mit einem Barfußparcour (Gehstrecke) vergleichen.

Ein Barfußparcour ist ein Weg aus verschiedenen Materialen. Dieser Weg sollte mit verbundenen Augen bewältigt werden. Durch das Barfußlaufen können besondere Sinneseindrücke erlebt werden.

Wenn ein Nicht-Betroffener nun mit verbundenen Augen diesen Barfußparcour geht, ist dieser unvorbereitet was er zu spüren bekommt. Die Helfer geben bestimmte Anweisungen, wie weit die Schritte sein sollen.

Es ist mal angenehm für seine Füße, mal unangenehm. Es machen sich Gefühle der Ohnmacht breit "auf andere" angewiesen zu sein. Man muss seinen Mitmenschen schon sehr vertrauen, wenn man zum Beispiel nichts mehr sieht, oder nicht mehr Herr seiner Sinne ist.

Spielen Sie einmal den Hilflosen und lassen sich von einem Angehörigen oder Freund helfen beim Füttern, Waschen, Anziehen oder vielleicht auch sogar auf die Toilette bringen. Wenn Ihnen schon bei der bloßen Vorstellung ängstlich wird, werden Sie nachempfinden können, wie sich ein hilfloser Demenz-Kranker fühlen muss.

Es kann Ihnen niemand mit Sicherheit sagen, wie das Denken funktioniert oder auch nicht funktioniert. Die Gefühle werden bei dementen Menschen sowie auch bei jedem anderen Menschen bleiben und zwar bis zum Tod. Vielleicht können die Gefühle bei den Betroffenen nicht mehr richtig zum Ausdruck gebracht werden oder sie werden schlicht missverstanden.

Demente Menschen haben auch weiterhin ihre ganz natürlichen Bedürfnisse nach Liebe, Zärtlichkeiten, Nähe, Hunger, Durst, Wärme, Kälte und mehr. Sie können es vielleicht nicht mehr so richtig zum Ausdruck bringen.

Zum Beispiel befinden sich Alzheimer-Patienten gefühlt und gedanklich irgendwann und irgendwo in ihrer Kindheit.

Man sollte niemals einem Betroffenen mit Vorwürfen begegnen. Zum Beispiel, wenn der Erkrankte einen nicht mehr erkennt, sollte man ihm nicht sagen: "ich bin es doch, weißt du das denn nicht?".

Man hilft dem Demenz-Kranken mehr, wenn man ihn nicht ständig über die Realität belehrt. Man sollte ihm das Gefühl vermitteln, in seiner Welt verstanden zu werden.

Der Betroffene wählt oft Zeiten aus (in der Vergangenheit), in denen er sich besonders geliebt, geborgen und anerkannt fühlte.

Die Demenz beeinflusst den ganzen Menschen sowohl durch kognitive Einschränkungen als auch durch den Verlust seiner Identität (Biografie).

Was bedeutet das Wort: Kognitiv

Das Wort „kognitiv" leitet sich von dem lateinischen Wort „cognoscere" ab. **Dieses Wort bedeutet:**

- Bemerken

- Erkennen

Es ist oft „das Denken" in einem umfassenden Sinne gemeint.

Zu kognitiven Fähigkeiten zählen:

- Aufmerksamkeit

- Wahrnehmung

- Lernen

- Erinnerung

- Probleme lösen

- Kreativität

- Orientierung

- Argumentation

- Imagination

- Glauben

- Wille

- Emotionen

- Planen

- Introspektion

Die kognitiven Fähigkeiten werden von verschiedenen Wissenschaftlern untersucht:

- Neurowissenschaftler

- Psychologen

- Psychiater

- Biologen

- Philosophen

- Der künstlichen Intelligenz Forschung

Kognitive Störungen treten in allen Phasen der Erkrankung auf.

Die Art und das Ausmaß der kognitiven Störungen sind unabhängig vom Behinderungsgrad. Es gibt einen Zusammenhang zwischen der kognitiven Leistungsfähigkeit und dem Ausmaß der Zerstörung von Nervenzellen im Gehirn.

Auch kommt es darauf an, welche Hirnareale betroffen sind, vor allem Schädigungen (Läsionen) im Großhirn sind für die kognitiven Beeinträchtigungen verantwortlich.

Oft fällt den Betroffenen an sich selbst eine Verlangsamung bei ihren Denkvorgängen auf.

Sie überlegen viel länger, bis sie eine Entscheidung treffen, sie brauchen viel länger um komplexe Zusammenhänge zu verstehen und sie nehmen sich mehr Zeit beim Beantworten von Fragen.

Sie vergessen oft kurzfristige Informationen und begleitet wird das oftmals durch Einschränkungen der Aufmerksamkeitsspanne.

Kognitive Veränderungen werden mit einem neuropsychologischen Testverfahren ermittelt. Für jede Altersklasse gibt es Normwerte, mit denen man die individuellen Patientenwerte vergleicht.

Es sind nicht alle kognitiven Teilleistungen gleichsam betroffen und es haben sich so genannte Kernfunktionen herauskristallisiert, die mehr betroffen sind als andere.

Hierzu zählen:

- Informationsverarbeitungsgeschwindigkeit

- das Arbeitsgedächtnis

- mentale Flexibilität

- die Aufmerksamkeit

Es muss abgeklärt werden, dass die kognitive Beeinträchtigung nicht durch eine Depression oder durch Fatigue (Müdigkeit) hervorgerufen wird. So muss sichergestellt werden, dass diese Phänomene in einer neuropsychologischen Untersuchung mit berücksichtigt und zu den kognitiven Leistungen ins Verhältnis gesetzt werden.

Bildgebende Verfahren (Magnetresonanztomographie (MRT)) sind in der Lage, den Abbau der Hirnsubstanz zu dokumentieren.

Diese MRT´s zeigen aber den Verlust erst auf, wenn dieser bereits weit vorangeschritten ist.

Hinzu kommt, dass kognitive Probleme Schwankungen unterliegen, da Schübe sich zeitweise verschlimmern können.

Kommen zusätzliche Krankheitsfaktoren wie Fatigue, Schlafstörungen oder Depressionen etc. hinzu, können diese Begleitsymptome die kognitive Leistungsfähigkeit negativ beeinflussen und durch ihre Präsenz Schwankungen hervorrufen.

Kognitive Störungen kann man gezielt behandeln lassen.

Zuerst sollte man es mit NICHT-medikamentöser Therapie versuchen.

Ziele der Therapie sind dabei einerseits die Vorbeugung von Hirnschwund und der damit verbundenen Probleme. Zudem sollten bereits bestehende Störungen durch „Gehirntraining" gebessert oder Strategien für den Alltag entwickelt werden.

Wenn man weiß, welche kognitiven Störungen vorliegen, können diese auch ganz gezielt mit neuropsychologischen Funktionsübungen wirksam behandelt werden.

Die Übungen sollten individuell, alltagsorientiert und lebensbegleitend erfolgen.

Kognitive Probleme werden manchmal mit einer psychischen Erkrankung (Angstzustände oder seelische Probleme) oder einer Depression verwechselt.

Negative Emotionen sind aber nur die Antwort auf eine chronische Krankheit mit ihren Symptomen - sie sind keinesfalls miteinander zu verwechseln.

UND, sie bedeuten auch keinen Intelligenzverlust!

PARKINSON und Fatigue

Es klagen mindestens ein Drittel der Parkinson-Kranken über Fatigue (Erschöpfung, Müdigkeit).

Was bedeutet das Wort FATIGUE?

Das Wort Fatigue bedeutet: Müdigkeit oder Erschöpfung und stammt aus dem französischen Sprachgebrauch.

Die Beschwerden sind ungewöhnliche Müdigkeit schon nach geringer körperlicher sowie geistiger Anstrengung.

Die Erkrankten sind schon nach geringen körperlichen oder geistigen Anstrengungen rasch erschöpft und fühlen sich müde und abgespannt.

Es wird oft berichtet, dass die Fatigue vor allem bei hohen Außentemperaturen oder in akuten mentalen oder emotionalen Stresssituationen auftritt. Wenn Patienten sich bei Hitze in kühlen Räumen aufhalten, bessert sich die Fatigue häufig.

Hilfe gibt es auch durch spezielle Kühlwesten, die schnell eine Abkühlung verschaffen können.

Außerdem unterstützen regelmäßige Ruhepausen im Tagesablauf.

Diese Erschöpfungszustände sind häufig auftretende und auch sehr frustrierende Symptome, sowohl physisch als auch mental. Sie entstehen durch Schlafmangel oder Apathie, einem weiteren nicht seltenen Parkinson-Symptom.

Schmerzen von anderen Symptomen wie Steifheit machen es oft sehr schwierig, überhaupt einzuschlafen. So ist die Schlaflosigkeit ebenfalls ein häufiges Parkinson-Symptom, das die Tagesmüdigkeit noch verschlimmert. Es könnte sein, dass dies von den Nebenwirkungen von Parkinson-Medikamenten kommt.

Fatigue kann bereits im frühen Krankheitsverlauf auftreten. Die Müdigkeit (Erschöpfung) kommt oftmals ganz unvorhergesehen und Menschen, die zuvor voller Energie waren, sind teilweise gezwungen, sowohl privat als auch beruflich kürzer zu treten.

US-Studien zeigten, dass Beschwerden wie Fatigue, Depressionen, Schlafstörungen und Angst, von Neurologen bei mehr als der Hälfte der ärztlichen Beratungen von "Parkinson-Patienten" nicht erkannt wurden. Bei Morbus-Parkinson sind die Ursachen immer noch nicht vollständig geklärt, trotzdem geht man davon aus, dass der Ursprung sowohl psychisch als auch körperlich sein kann.

Nochmal kurz zusammengefasst:

Parkinson ist oft mit Schlafstörungen verbunden. Patienten haben Schwierigkeiten beim Ein- und Durchschlafen. Sie sind öfters wach in der Nacht und der Schlafmangel führt zu einer vermehrten Müdigkeit am Tag. Die Erkrankten haben ein größeres Risiko, in stillen und monotonen Situationen einzuschlafen. Dies stellt ein Sicherheitsrisiko für den Patienten selbst, aber auch für den Außenstehenden da. Die Gründe für die Schlafstörungen können vielfältig sein.

Es ist wichtig mit dem Arzt über die Beschwerden zu sprechen, um andere Ursachen wie zum Beispiel "Anämie" ausschließen zu können.

Schlafstörungen

Schlafstörungen bei Parkinson-Kranken gibt es oft, und diese Schlafstörungen können auch ein Zeichen für eine Depression sein. So bringt schon ein frühes Morgenerwachen das Morgentief.

Man erwacht sehr früh und kann nicht wieder einschlafen. Dementsprechend geht es einem morgens besonders schlecht, während sich im Laufe des Tages das Befinden wieder bessern kann.

Nur wer regelmäßig ausreichend schläft ist leistungsstark, konzentrationsfähig und hat eine ausgeglichene Stimmung.

Für die Regeneration unseres Körpers und der Seele ist ein gesunder Schlaf sehr wichtig. Leiden wir an seelischen Störungen, Sorgen, Ängsten oder sind überfordert, ist ein gestörter Schlaf oft die Folge und es entsteht eine Spirale, durch die der Betroffene immer tiefer in eine Krise gerät.

Die Ursachen für das Auftreten der Schlafstörungen, die im Fachjargon übrigens unter dem Namen Insomnie bekannt sind, können vielfältig sein.

Unter Schlafstörungen versteht man:

- Einschlafstörungen
- Durchschlafstörungen
- Frühes Erwachen

Die Auslöser können sein:

- Stress

- Sorgen

- Krankheit

- Quälende Gedanken

- Spätes Essen

- Zuviel Kaffee oder schwarzer Tee

Schlafstörungen führen dazu, dass man müde und gereizt in den neuen Tag startet. Unter einem Schlafproblem leiden immer mehr Deutsche und sie wissen selten, woher ihre Schlafprobleme kommen. Oftmals ist jedoch der Stress im Alltag dafür verantwortlich. Nicht behandelte Schlafstörungen können so zu Depressionen führen.

Gegen Schlafprobleme sind Kräuter gewachsen, was aber nicht bei jedem Schlafproblem hilft. Grundsätzlich werden Schlafprobleme von den Medizinern oft nicht als Krankheit angesehen, sondern lediglich als Symptom einer anderen Krankheit, doch gerade dann, wenn die Schlafprobleme über mehrere Wochen oder gar Monate anhalten, wird das Ganze für den Einzelnen zur Qual.

Eine erholsame Nachtruhe ist sehr wichtig, denn wenn wir schlafen regeneriert sich der Körper und die Immunabwehr stärkt sich. Dies verhindert ein vorzeitiges Altern. Wissenschaftliche Studien zeigen auch, dass ein gesunder Schlaf vor der Alzheimer-Erkrankung schützt.

Verschiedene Kräuter helfen beim Einschlafen:

- Baldrian kann die innere Unruhe mildern und man findet leichter in den Schlaf. Ob man den Baldrian als Tee, Tropfen oder Dragees einnimmt, ist dabei egal. Dieses Kraut hilft zu entspannen, auch wenn es nicht zur Ermüdung führt. Es ist sehr zu empfehlen für Menschen, die nicht abschalten können und mit Sorgen wach im Bett liegen.

- Ein Melissenbad kann auch sehr gut helfen, wenn Sie eine Badewanne zu Hause haben. Die Wanne zur Hälfte mit warmem Wasser füllen und zirka 50 g Melissenblätter dazu geben. Sollten Sie keine Badewanne haben, versuchen Sie sich damit zu duschen.

- Einem Lavendel-Hopfen-Kissen sagt man nach, dass es harmonisiert durch seinen Duft und der Seele hilft beim Einschlafen. Rezept: 100 g Lavendel und 50 g Hopfenblüten in ein Leinen- oder Seidenkissen füllen. Legen Sie dieses Kissen auf das Kopfkissen im Bett und drücken Sie es ein paar Mal, bevor Sie schlafen. Es entwickelt sich ein beruhigender Duft und diese Wirkung kann man zusätzlich noch mit ein paar Tropfen echten Lavendelöl verstärken. Einfach auf das Kissen träufeln.

- Ein weiterer Tipp ist, eine Handvoll Anis-Samen in eine Schüssel geben und mit kochendem Wasser übergießen und mit einem Handtuch über dem Kopf diesen Dampf zirka 10 Minuten einatmen.

- Man kann es kaum glauben, aber Bohnenkaffee hat eine besondere Wirkung bei Menschen, bei denen andere Beruhigungsmittel nichts bringen. Dies kann der Fall sein, wenn die Schlafstörung aufgrund einer schlechten Hirndurchblutung ausgelöst wird. Dann wird empfohlen, eine nicht zu heiße Tasse Bohnenkaffee vor dem Schlafengehen zu trinken.

Rezepte für Tees:

- Hopfenblütentee: 3 TL Hopfenblüten mit 300 ml kochendem Wasser übergießen und 15 Minuten ziehen lassen. Zirka 30 – 50 Minuten vor dem zu Bett gehen trinken.

- Baldriantee: 1 g Baldrian mit 250 ml kochendem Wasser übergießen und 5 Minuten ziehen lassen, danach absieben und 30 – 50 Minuten vor dem zu Bett gehen trinken. Sie können beide Tees auch miteinander mischen.

- Frauenmanteltee: Gegen Schlaflosigkeit nehmen Sie: 10 g Frauenmantel, 30 g Hopfen, 20 g Enzian, 10 g Melisse, 20 g Baldrian, 30 g Thymian und 30 g Schlüsselblume. Die Kräuter miteinander mischen. Für einen halben Liter Tee nimmt man 2 EL von dieser Kräutermischung und kaltes Wasser, das man zum Kochen bringt. 10 Minuten ziehen lassen, absieben und vor dem Schlafengehen trinken.

- 3 Basen-Kräutertee: 20 g Baldrian, 20 g Melisse und 20 g Lavendel mischen. Diese Mischung hat eine schlaffördernde Wirkung. Nehmen Sie einen TL von dieser Mischung und übergießen ihn mit einer heißen Tasse Wasser. 10 Minuten ziehen lassen und sieben. 30 – 50 Minuten vor dem Schlafengehen schluckweise trinken.

Es helfen auch Bäder:

- Nehmen Sie 6 Tropfen ätherisches Kamille- oder Lavendelöl und geben alles ins Badewasser. Nicht länger als 15 Minuten darin baden.

- Das Ölbad mit Orangenblüten ist schon lange bekannt als schlaffördernd. Geben Sie 5 Tropfen Öl in Ihr Badewasser und baden Sie auch nicht länger als 15 Minuten. Wenn sie unter Hauterkrankungen leiden, können wir es leider nicht empfehlen.

Erfolgreich bei Schlafstörungen sind auch homöopathische Mittel:

- Avena sativa: Komplex-Mittel mit Hafer, Baldrian und Passionsblume.

- Ambra grisea ist ein homöopathisches Mittel, das im Alter und bei Überarbeitung helfen kann.

- Nux vomica (Brechnuss) hilft Menschen, die sehr hektisch sind und bis spät in die Nacht keine Bettruhe finden. Sie hilft auch bei übermäßigem Kaffeegenuss.

Blasenfunktionsstörungen

Fast die Hälfte aller Parkinson-Erkrankten klagen mit zunehmendem Alter und Dauer der Erkrankung über Blasenfunktionsstörungen (urogenitale Störungen). Männer sind häufiger betroffen. Bemerkbar machen sich diese Beschwerden oft erst in späteren Krankheitsstadien. Es besteht jedoch keine Beziehung zum Grad der motorischen Störungen.

Die Blasenfunktionsstörungen sind bei Erkrankten mit Morbus Parkinson oder Multisystematrophie häufig. Mit der Schwere der Erkrankung nimmt die Häufigkeit der Begleiterscheinungen an der Blase zu.

Parkinson-Erkrankte berichten über häufigen und starken Harndrang und über die Entleerung relativ kleiner Urinmengen. Hinzu kommt ein ungewollter Urinabgang (Urininkontinenz). Der nächtliche Harndrang wird als besonders störend empfunden.

Für die richtige Diagnose sind „neurologische sowie urologische" Spezialuntersuchungen erforderlich.

Bei einer neurogenen Blasenfunktionsstörung spricht man von der ungehemmten neuropathischen Blase. Die Ursachen sind Krankheitsbilder, bei denen die Impulsüberleitung vom Gehirn über das Rückenmark zur Blase gestört ist.

Leider ist nach wie vor dieses Thema immer noch ein Tabu-Thema in unserer Gesellschaft und kaum ein Betroffener traut sich, dieses Thema offen zu besprechen.

Betroffene bringen diese Probleme mit ihrer Blase nicht einmal in Verbindung mit ihrer Erkrankung.

Harnverlust oder Inkontinenz

Ein ungewollter Harnverlust (Inkontinenz) ist bei vielen chronischen Erkrankungen ein großes Problem, das viel komplexer ist als man denkt – es ist wirklich nicht angenehm, ständig zur Toilette zu müssen.

Bei einer neurogenen Blasenfunktionsstörung spricht man von der ungehemmten neuropathischen Blase. Die Ursachen sind Krankheitsbilder, bei denen die Impulsüberleitung vom Gehirn über das Rückenmark zur Blase gestört ist. Man nennt es auch „neurologische Erkrankung". Auch der Verdauungstrakt wird über die gleichen Nervenbahnen gesteuert – womit auch die Stuhlausscheidung betroffen sein kann.

Blasenschwäche ist ein dringendes Signal zum Handeln, denn neurogene Blasenstörungen sind leider nur schwer zu behandeln.

Es kann auch zu einer verzögerten Blasenentleerung kommen:

- Starthemmung

- Entleerung kleiner Urinmengen

- Nachträufeln

- Restharnbildung

- nächtlichem Wasserlassen

Die Verwendung eines Inkontinenzschutzes gewährleistet, dass das tägliche Leben nicht unnötig beeinträchtigt wird.

Häufige Probleme bei einer Blasenschwäche sind:

- Zirka 20 – 25 Minuten Entleerung der Blase (nur geringe Mengen)

- Drang, die Blase sofort leeren zu müssen

- Unfähig, den Harn zu halten (ungewolltes Entleeren kleiner Harnmengen)

- Keinen Harndrang spüren, weil die Nervenbahnen zwischen dem Entleerungsreflex-Zentrum und dem Gehirn blockiert sind. Die Problematik ist, obwohl die Blase sich ausdehnt, wenn sie sich füllt, kann sie nur eine bestimmte Menge Urin speichern – sie entleert sich spontan, sobald diese Grenze überschritten ist.

Ein kontrolliertes Wasserlassen setzt voraus, dass die Nervenbahnen im Rückenmark (verbinden das Gehirn und das Entleerungsreflexzentrum) unversehrt sind. Das Signal der Entleerung der Blase sorgt dafür, dass der Schließmuskel erschlafft und der Befehl „Warten" wiederum, dass der Schließmuskel geschlossen bleibt.

Es ist ein komplexes Zusammenspiel zwischen Gehirn, Blase, und Schließmuskeln. Die Blasenschwäche bestimmt das Leben immer mehr – es ist die Angst vor peinlichen Unfällen. Je nachdem wo die Störungen im Nervensystem sitzen, haben neurogene Blasenfunktionsstörungen vielfältige Ursachen.

Die Blasenfunktion wird in drei Stufen im zentralen Nervensystem reguliert, die miteinander in Verbindung stehen:

- Frontallappen

- Miktionszentrum im Hirnstamm

- Miktionszentrum im Sakralmark (Rückenmark)

Miktionstagebuch

MIKTION ist ein medizinischer Begriff für den physiologischen Vorgang des Wasserlassens - dieser verläuft normalerweise willkürlich und schmerzlos.

In einem Miktionstagebuch kann der Patient über einen gewissen Zeitraum dokumentieren, wie oft er täglich zur Toilette muss und wie oft er inkontinent ist. Auch wie viel er am Tage trinkt ist sehr wichtig.

Genauer erklärt:

Miktionstagebuch wird auch Miktionsprotokoll genannt.

➢ Miktion = Wasserlassen

Das Miktionstagebuch ist eine Tabelle mit fünf Spalten.

Es hat 24 Zeilen für 24 Stunden.

In dieser Tabelle wird einige Tage lang alles notiert: was genau, wann und wie viel getrunken wird.

Es wird auch notiert, wann ein Harndrang zum Wasserlassen auftrat und wann man eine Toilette aufsuchen musste.

Die Menge des Harns wird grob geschätzt – auf die genaue Angabe kommt es dabei nicht an.

Anhand der Aufzeichnungen sollte man lediglich nachvollziehen können, ob nur einige Tropfen Wasser abgegangen ist, oder ob viel Urin ausgeschieden wurde.

Man notiert auch, ob unwillentlich Harn abgegangen ist.

Wie kann man das Ausmaß der Inkontinenz einstufen?

Man notiert z. B.:

0 = kein Harnverlust

1 = wenig Harnverlust

2 = mittelmäßig starker Harnverlust

3 = erheblichen Harnverlust

Dieses Miktionsprotokoll eignet sich auch zur Selbstkontrolle.

Das Miktionsprotokoll kann falsche Trink- und Toilettenganggewohnheiten klarmachen.

Somit dient es auch zur Selbstkontrolle bei eventuell notwendigen Verhaltensänderungen.

Anhand der Notizen kann beurteilt werden, ob die Behandlung Erfolg zeigt.

Es ist daher wichtig, ein Miktionsprotokoll, das man einige Tage geführt hat, dem behandelnden Arzt zu zeigen.

Dieses Miktionstagebuch hilft dem Arzt, eine neurogene Blase festzustellen.

Am besten trägt man die Angaben sofort ein – immer unter der entsprechenden Uhrzeit.

Auch die Trinkmenge sollte man nach jedem Getränk, das man zu sich genommen hat, in Millilitern notieren. Dafür empfiehlt es sich, das Fassungsvermögen der üblicherweise verwendeten Trinkgefäße zu messen (Wasserglas, Kaffeetasse usw.), oder man füllt ein Gefäß mit Wasser (Glas, Tasse) und leert das Wasser in einen Messbecher. So kann man die Menge ganz genau bestimmen.

Es ist auch sehr sinnvoll, am Außenrand „besondere Umstände" zu notieren. Man kann z. B. eintragen, bei welchen Bewegungen „in welchen Situationen" sich der Harnverlust ereignet hat und ob Nachtröpfeln aufgetreten ist.

UND, ob bereits Medikamente gegen Inkontinenz eingenommen wurden. Wichtig ist auch, zu notieren, in welchen Situationen es zum Harnverlust gekommen ist. Z. B.: beim Schlafen, Aufstehen, Sport oder Husten.

Eine Blasenstörung kann durch nächtlichen Harndrang zu einer deutlichen Zunahme einer bestehenden Depression sowie auch vorhandenen Fatigue führen. Es gibt aber Hilfsmittel, um im Alltag mit einer Blasenstörung besser zurecht zu kommen.

Hilfsmittel sind:

- Für Frauen: Vorlagen und spezielle Slips

- Für Männer: Kondom-Urinale und Tropfenfänger

Fazit ist, dass es sehr wichtig ist, zur langfristigen Vermeidung von Folgeschäden, eine frühzeitige Erkennung und symptomorientierte Behandlung einzuleiten. Dabei ist oftmals die Bestimmung der Restharnmenge mittels Sonographie oder Einmalkatheter ausreichend.

Ist die Therapie unzureichend, ist es allerdings wichtig, eine urodynamische Untersuchung zu beginnen. Diese Therapiemöglichkeiten sind vielfältig und hängen von der jeweiligen Problemkonstellation ab. Das Ganze ist ein komplexes Zusammenspiel verschiedener Störfelder.

Medikamente und Co

Bei Blasenstörungen werden auch Medikamente eingesetzt.

Beim Auftreten von Inkontinenz oder Blasenentleerungsstörungen wird der Arzt zuerst eine Blasenentzündung ausschließen.

Es gibt Medikamente, mit denen verschiedene Formen von Blasen-funktionsstörungen erfolgreich behandelt werden können. Einige Me-dikamente können die Aktivität der Blasenmuskulatur vermindern und so zu einer Entspannung führen (Harnröhre schließt besser).

Nicht jedes Medikament wirkt bei jedem Patienten gleich gut. Wichtig ist, das richtige Medikament auszutesten. Medikamente müs-sen allerdings auch oft mit anderen Therapieformen kombiniert wer-den. In leichten Fällen reicht es manchmal auch, die Trinkgewohnhei-ten anzupassen.

Alkoholische oder koffeinhaltige Getränke sollten gemieden wer-den.

Weitere Tipps zur Behandlung einer Blasenschwäche wären:

- Blasentraining
- Beckenbodentraining
- Elektrostimulation
- Selbstkatheterisierung

Ziel beim **Blasentraining** ist es, die Blasenentleerung zeitlich zu steuern – zu lernen, wie beim Wasserlassen ein fester Zeitplan einge-halten werden kann.

Das **Beckenbodentraining** wird vorbeugend eingesetzt und hilft bei verschiedenen Störungen. Das Training hilft, die Muskulatur zu stärken.

Bei der **Elektrostimulation** wird mit elektrischem Strom der Muskel um die Blase gestärkt. Das ist vollkommen schmerzlos.

Wenn Medikamente oder Beckenbodentraining allein nicht helfen, ist die **Selbstkatheterisierung** das einzig probate Mittel gegen Restharnbildung.

Die Erkrankten lernen den eigenständigen Umgang mit dem Katheter schnell.

Was kann man noch tun?

- Tagsüber viel trinken

- Abends wenig trinken

- Am besten ist WASSER (mindestens 2 Liter täglich)

- Kein Alkohol (Kaffee, Bier und Cola erhöhen den Harndrang)

- Blase alle 2 – 3 Stunden entleeren

- Keine enge Kleidung tragen

- Und manchmal kann auch eine Physiotherapie bei MS-Patienten helfen

Parkinson und Cannabis

Es ist allgemein bekannt, dass eine traditionelle Behandlung gegen Parkinson auch Nebenwirkungen wie Demenz, Depressionen oder kognitive Beeinträchtigungen hervorrufen kann.

Klinische Studien haben erwiesen, dass eine Cannabinoid-Behandlung wirksam gegen Parkinson ist, ohne dabei Schäden zu verursachen. Mit dem Einsatz von CBD könnte die Lebensqualität der Parkinson-Patienten verbessert werden.

Der medizinische Wirkstoff ist das Cannabinoid, das als Cannabidiol oder CBD bekannt ist.

In anderen Studien gibt es wissenschaftliche Beweise dafür, dass Cannabinoide bei einigen Bewegungsstörungen einen therapeutischen Wert besitzen. Es zeigte sich, dass verschiedene Cannabinoide "Dyskinesien und Formen von Tremor und Dystonie" reduzieren können.

Das CBD hat große medizinische Vorteile, darunter die Reduzierung von Dyskinesien, die Lösung von Körperstarrheit und auch eine generelle Verbesserung der motorischen Fähigkeiten.

Dyskinesie bedeutet: Störung des physiologischen Bewegungsablaufs einer Körperregion, Körperteils oder eines Organs.

In einigen präklinischen Studien konnte gezeigt werden, dass pharmazeutisches Cannabis helfen kann, verschiedene motorische Symptome zu behandeln. Es gab Studien mit "Nabilone – ein THC Imitat" und "CBD". Die Ergebnisse waren unterschiedlich.

Quelle:

https://www.leafly.de/cannabis-therapie-morbus-parkinson/

Leider sind wir hier in Deutschland noch nicht so weit wie in Israel, wo Marihuana sogar schon im Altenheim verteilt wird.

Zum Beispiel gibt es dort eine Patientien, die kaum noch Nahrung zu sich nehmen konnte. Hier brachte das Cannabis den Appetit zurück.

Quelle:

http://www.daserste.de/information/politik-weltgeschehen/weltspiegel/sendung/br/israel-marihuana-100.html

Schon im Jahr 2004 ergaben Tests mit synthetischen Cannabinoiden an Ratten den eindeutigen Nachweis, dass eine Behandlung auf Cannabinoidbasis der Schlüssel zu einer wirksamen Behandlung dieser Krankheit sein könnte.

Im März 2014 bewies nun eine von israelischen Neurologen vorgelegte Studie erstmals die Wirksamkeit von Cannabinoiden bei einer Symptomgruppe der Parkinson-Krankheit, zu der sowohl motorische als auch nicht-motorische Störungen gehörten.

Nach Meinung der beteiligten Wissenschaftler könnten die mit dieser Studie gelegten Grundlagen ein Startschuss für den Beginn der Entwicklung einer Behandlung sein, die auf Cannabinoiden beruht.

Was ist Cannabis?

Cannabis ist in unseren Breitengraden als Rauschmittel bekannt, dabei hat es medizinisch einen hohen Nutzen.

Einige Substanzen in Haschisch und Marihuana haben erstaunliche medizinische Wirkungen. Aus diesen Gründen wird Hanf auch in der Medizin eingesetzt. Die Anwendung ist streng geregelt.

Cannabis wird schon länger in der Medizin eingesetzt. Die Pflanze kann die Leiden chronischer Schmerzpatienten verringern und die Übelkeit und das Erbrechen von Krebspatienten lindern.

Wenn man den Forschern der Universität Rostock glauben kann, so könnte das grüne Hanfblatt vielleicht bald zur Geheimwaffe der Krebstherapie werden, denn Cannabis hat Inhaltsstoffe, die Tumorzellen zum Platzen bringen können.

Für schwerkranke Schmerzpatienten soll es leichter werden, Cannabis zu konsumieren. "In Zukunft sollen mehr Menschen als bisher Cannabis als Medizin bekommen können", sagt die Drogenbeauftragte Marlene Mortler (CSU). Schwierig bleibt die Abgrenzung, wer die Droge wirklich als Medikament braucht.

Quelle: http://www.zdf.de/volle-kanne/praxis-taeglich-cannabis-als-medizin-34161384.html

Top-Thema | 05.03.2015 Cannabis als Medizin. Zum Beispiel: Hilfe in der Schmerztherapie und bei Multipler Sklerose. In der Schmerztherapie kann Cannabis gute Erfolge erzielen. Doch gibt es auch Risiken? Dr. Christoph Specht erklärt die Hintergründe. *(05.03.2015)*

Ein Allheilmittel ist Cannabis nicht, es gibt heute aber sehr viele Anwendungsbereiche, wo Cannabis eine effektive und nebenwirkungsarme Medizin darstellt.

Cannabis ist der lateinische Name für Hanf.

Der Begriff „Marihuana" stammt aus der Sprache der Huatl-Indianer und bedeutet ursprünglich „Gefangener".

Die Pflanzen „Cannabis" werden auch bezeichnet als:

- ➢ Cannabis sativa
- ➢ Cannabis indica
- ➢ Cannabis ruderalis

Man könnte auch sagen: Cannabis ist der wissenschaftliche Begriff der Pflanzengattung Hanf. Aus dem Hanf werden die Rauschmittel Haschisch und Marihuana gewonnen.

Die Pflanze wächst in fast allen Klimazonen der Erde und enthält psychoaktive Substanzen.

Der rauscherzeugende Wirkstoff heißt Tetrahydrocannabinol (THC).

Spricht man medizinisch von Cannabis, so meint man Dronabinol.

Der Hanf zählt zu den ältesten Nutz- und Zierpflanzen der Welt. Beide Arten werden vielseitig genutzt. Neben dem Gebrauch als Faserpflanze und Drogenpflanze findet Hanf auch als Heil- und Ölpflanze Verwendung.

Es ist die am häufigsten konsumierte illegale Substanz in Deutschland. Zirka zwei Millionen Menschen in Deutschland greifen nach Angaben der Drogenbeauftragten der Bundesregierung regelmäßig zu Cannabis. Vor allem Jugendliche und junge Erwachsene probieren den Rausch der Pflanze aus.

Der Hanf ist eine sehr schnell wachsende einjährige Pflanze und hat ein größeres Wachstumspotential als Cannabis. Man pflanzt sie im Frühjahr und hat im Herbst einen bis zu 4 Meter hohen Baum.

Der Hanf ist auch sehr robust und sehr Schädlings resistent. Alle Bestandteile des Hanfs (Blüten, Blätter, Samen und Fasern) kann man sinnvoll verwerten.

Aus dem Samen und den Blättern werden Hanfmehl und Hanföl produziert, die Fasern werden für den Hausbau oder industriell verarbeitet.

Das Cannabinoid THC wird aus den Blüten gewonnen. Cannabinoid THC steht wegen seiner psychoaktiven Wirkung auf der Liste der UN Suchtgiftkonvention.

Die Hauptwirkstoffe THC und CBD entstehen erst beim Erhitzen:

- Rauchen

- Kochen

- Backen

- Verdampfen

Dabei wirkt THC stark psychoaktiv, CBD dagegen kaum.

Delta-9-Tetrahydrocannabinol (THC) und Cannabidiol (CBD) bilden die wesentlichen Inhaltsstoffe von Cannabis. Es besteht aus rund 600 Substanzen, deren Zusammenspiel bis heute noch nicht genau erforscht ist. Dagegen sind die umfassend schmerzlindernden, entzündungshemmenden und nervenschützenden Kräfte vor allem von THC und CBD den Wissenschaftlern bekannt.

Es werden folgende Cannabisprodukte unterschieden:

- **Haschischöl**

Es ist ein gewonnenes Öl mit sehr hohem THC-Gehalt (zirka 12 – 60%) und in der Herstellung sehr aufwendig.

- **Haschisch**

Es wird auch „Dope oder Shit" genannt und wird zu Platten oder Klumpen gepresst (Harz der weiblichen Cannabispflanze). Das Haschisch wird oft mit verschiedenen anderen Substanzen wie z. B. Henna oder Sand gestreckt. Der THC-Gehalt variiert zwischen 5 und 12%.

- **Marihuana**

Marihuana wird auch Gras genannt, es wird klein geschnitten und die Blüten sowie die Pflanzenteile werden getrocknet. Der THC-Gehalt mit zirka 1 – 7% ist geringer als bei Haschisch. Durch gentechnische Verfahren wird der THC-Gehalt oft erheblich erhöht. Gestreckt wird das Marihuana oftmals mit anderen grünen Pflanzenteilen, Zucker oder anderen Substanzen.

Die Nutzung von Hanf geht bis ins 28. Jahrhundert v. Christie zurück. Damals hat Kaiser Shen Yun die Chinesische Medizin gegründet.

Zirka 2.800 vor Christie benutzte man Hanffasern für Seile und zirka 100 vor Christie wurde das erste Papier der Welt hergestellt.

Ausgebreitet hat sich die Hanfpflanze über Indien in den Mittleren und Nahen Osten. Von dort gelangte sie nach Europa bis nach Nord- und Südamerika

In Deutschland und vielen anderen westlichen Industrienationen wurde Cannabis seit den 1970er Jahren nach Alkohol zu der am häufigsten konsumierten Rauschdroge.

Im 17. Jahrhundert erlebte der Hanf in Europa seine Blütezeit.

Zum Beispiel hatten alle Schiffsegel Seile aus Hanf. Die Hanffasern „zusammen mit Flachs, Wolle und Nessel" waren bis ins 18. Jahrhundert die Rohstoffe der europäischen Textilindustrie und aus den Hadern (Lumpen) wurde der Zellstoff für die Papierproduktion hergestellt.

Die Nachfrage nach Hanf ging im 18. Jahrhundert drastisch zurück und wurde fast ganz bedeutungslos. Erst in den letzten Jahren ist das Interesse wieder stark gewachsen.

Nachdem Mitte des 19. Jahrhundert die Herstellung von Zellstoff aus Holz erfunden worden war, verlor die Hanfpflanze auch ihre Bedeutung für die Papierindustrie.

Durch den Import von Sisal, Jute und Hanf aus Russland geriet der europäische Hanf unter Druck. Im 20. Jahrhundert hielt dann die synthetische Faser Einzug.

Wie schädlich ist Cannabis für das Gehirn?

Forscher und Forscherinnen des Center for Medical Cannabis Research der University of California kommen im Jahr 2003 zu dem Ergebnis, dass sich keine substantiellen Einbußen in den kognitiven Hirnfunktionen finden lassen. Das heißt, dass die Forscher kaum Hinweise für gesundheitsschädliche Effekte „bezogen auf Hirnleistungen" gefunden haben. Es ließen sich aber leichte Einbußen in den Bereichen „Lernvermögen" und „Gedächtnis" feststellen.

Prof. Igor Grant, Leiter der Studie sagt:

„Die gefundenen Einschränkungen der Hirnleistung seien zudem nicht mit letzter Sicherheit tatsächlich Cannabis zuzuordnen, da die Konsumenten und Konsumentinnen möglicherweise auch Vorbelastungen - z. B. früherer Konsum anderer Drogen - aufweisen können."

Quelle: https://grant.hivresearch.ucsd.edu/

Igor Grant, M.D., is Professor and Chair of the Department of Psychiatry at the University of Califonia, San Diego School of Medicine.

Eine weitere Infomationsquelle:

http://www.deutschlandfunk.de/rausch-auf-rezept.740.de.html?dram:article_id=111937

Zitat aus dem Artikel: © Arndt Reuning (31.10.2010)

Rausch auf Rezept – in Kalifornien ist das bereits seit knapp 15 Jahren möglich. Patienten brauchen dort nur eine Bescheinigung von ihrem Arzt, um sich mit Marihuana selbst behandeln zu dürfen. HIV-Patienten zum Beispiel dämpfen damit Schmerzen und regen ihren Appetit an. Menschen, die an Krebs leiden, bekämpfen mit Cannabis ihre Übelkeit nach einer Chemotherapie.

Bei unter 18-jährigen, bei denen das Gehirn noch nicht ausgereift ist, sind Schäden wahrscheinlicher.

Zum Beispiel stellt die Pubertät eine Entwicklungsphase dar, in der Cannabis besonders schädlich sein kann. Der Konsum von Hanf kann Veränderungen im Gehirn verursachen. Aufgrund von Ergebnissen sehen die Wissenschaftler auch einen Zusammenhang zwischen Cannabiskonsum in der Pubertät und Schizophrenie.

Prof. Dr. B. Lutz warnt vor einer unkontrollierten Freigabe:

Zitat: „Die Gehirnentwicklung von Jugendlichen reicht bis in die späte Pubertät. Wenn Cannabis in der Jugend geraucht wird, kommt es zu irreversiblen Schädigungen. Die Hirnsynapsen werden dann nicht mehr korrekt gebildet, und das kann zu permanenten Veränderungen des Gehirns sowie zu einem erhöhten Auftreten von Psychosen und Schizophrenie führen. Bei Jugendlichen ist deshalb von medizinisch indiziertem Cannabis abzuraten."

Quelle: Universitätsmedizin der Johannes Gutenberg-Universität Mainz – Prof. Dr. B. Lutz

http://www.unimedizin-mainz.de/physiolchemie/forschung/univ-prof-dr-b-lutz.html

Weitere Quellen:

Grant, I., Gonzalez, R., Carey, C. L., Natarajan, L.. & Wolfson, T. (2003). Non-acute (residual) neurocognitive effects of cannabis use: A meta-analytic study. Journal of the International Neuropsychological Society, 9, 679-689.

Schneider, M. & Koch, M. (2003). Chronic Pubertal, but not Adult Chronic Cannabinoid Treatment Impairs Sensorimotor Gating, Recognition Memory, and the Performance in a Progressive Ratio Task in Adult Rats. Neuropsychopharmacology, 28, 1760-1769.

Das Gehirn erholt sich nach einem Jahr Abstinenz vom Kiffen.

Zitat aus dem Artikel vom 19.06.2015:

„Macht Kiffen dumm? Eine Reihe von Studien hat sich mit der Frage beschäftigt, ob der frühe Einstieg in den Cannabiskonsum zu bleibenden kognitiven Einschränkungen führt. Die Ergebnisse einer aktuellen Studie deuten darauf hin, dass Leistungseinbußen bei moderatem Konsum nach längerer Abstinenz wieder verschwinden."

Quelle:

http://www.drugcom.de/aktuelles-aus-drogenforschung-und-drogenpolitik/archiv/?sid=2015&idx=1010

drugcom.de ist ein Projekt der Bundeszentrale für gesundheitliche Aufklärung (BZgA).

Das Internetportal informiert über legale und illegale Drogen und bietet Interessierten und Ratsuchenden die Möglichkeit, sich auszutauschen oder auf unkomplizierte Weise professionelle Beratung in Anspruch zu nehmen. Ziel des Angebots ist es, die Kommunikation über Drogen und Sucht anzuregen und eine selbstkritische Auseinandersetzung mit dem eigenen Konsumverhalten zu fördern.

drugcom.de wird unterstützt durch die delphi-Gesellschaft für Forschung, Beratung und Projektentwicklung, die für den fachlichen Betrieb und die Weiterentwicklung von drugcom.de zuständig ist.

CANNABIS im Einsatz in der Medizin

Der Nachweis der medizinischen Nutzung von Cannabis kann bis ins Jahr 2900 v. Chr. zurückdatiert werden, als Kaiser Fu von China seine medizinischen Eigenschaften erkannte.

Bis heute sind weit über 20.000 wissenschaftliche Arbeiten veröffentlicht, in denen Cannabis und Cannabinoide erforscht wurden (Fast ein Drittel von ihnen in den letzten 3 Jahren).

Mit Blick auf einen jahrzehntelangen Krieg gegen die Drogen untersuchen nun Regierungen in der ganzen Welt, wie die medizinische Verwendung von Marihuana zu klassifizieren ist.

Medizinisches Marihuana ist bereits in 20 Staaten der USA und einer Reihe von Ländern in ganz Europa legalisiert worden.

Eine Untersuchung der Nationalen Gesundheitsinstitute der USA zeigte, dass CBD (Cannabinoid) ein „großes Behandlungspotenzial besitzt, indem es oxidativen Stress, Entzündungen, Zelltod und Fibrosen dämpft".

Jede einzelne Sorte Cannabis enthält ein anderes Verhältnis der Wirkstoffe – so ist jede einzelne Sorte Cannabis für jeweils andere Bedürfnisse geeignet.

Der Wirkstoff, der für medizinische Nutzer potenziell am interessantesten ist, ist das Cannabinoid, das als Cannabidiol oder abgekürzt CBD bekannt ist.

Cannabidiol ist ein schwach psychoaktives Cannabinoid aus dem weiblichen Hanf. Medizinisch wirkt es entkrampfend, entzündungshemmend, angstlösend und gegen Übelkeit.

Dagegen ist Nabiximols ein Inhaltsstoff eines anderen Cannabis-Medikaments. Es ist die Mischung aus CBD und THC und wird aus der Pflanze selbst gewonnen.

THC wirkt in geringen Dosen gegen Ängstlichkeit. Als Medikament wird das Mittel genau in der erwünschten Menge verabreicht. Wer Cannabis raucht, bekommt jedoch eine hohe Dosis an Cannabinoiden ab, weil es sich so schwer dosieren lässt.

Viele Patienten in Deutschland bekamen in den vergangenen Jahren die Genehmigung für Cannabis als Schmerzmittel. Es wurde nur jeder zweite Patient akzeptiert. (Stand: 04.03.2015)

In Deutschland können zirka 380 Patienten Cannabis legal als Schmerzmittel einsetzen. Auf Platz 1 liegt Nordrhein-Westfalen, Bayern folgt mit Platz 2, danach kommt Baden-Württemberg. Dies geht aus einer Auflistung des Bundesinstituts für Arzneimittel und Medizinprodukte (BfArM) hervor.

Ernährung bei Parkinson

LOW CARB Diskussion bei Alzheimer und Parkinson

Seit ein paar Jahren diskutiert jetzt die Fachwelt, ob sich die Low Carb Diät oder ketogene Diät auch bei Erkrankungen wie Alzheimer oder Parkinson positiv auswirken könnte.

- Bei Alzheimer-Patienten ist die Verwertung von Glukose im Gehirn verringert.

- Bei Parkinson-Patienten spielt das Entstehen eines Defekts in den Mitochondrien eine Rolle.

Es gibt heute vereinzelte Studien mit Alzheimer- oder Parkinson-Patienten, die mit dieser Diät-Form positive Wirkungen zeigten.

Eine Untersuchung an Mäusen mit Alzheimer-Eigenschaften konnte zeigen, dass eine fettreiche und kohlenhydratarme (ketogene) Ernährung die Produktion des kritischen Proteins Amyloid-Beta, welches als Indikator für den Status der Alzheimer-Erkrankung gilt, reduziert.

Bei der Low Carb Ernährung (LC) handelt es sich um eine langfristige, gesunde und bewusste Ernährungsumstellung und es kommt auch nicht zu dem berüchtigten Jo-Jo-Effekt oder Heißhunger.

Kurz erklärt: Low Carb heißt:

"Wir essen weniger Kohlenhydrate".

Es ist schon eine Lebensumstellung kohlehydratarm zu essen, besonders im Kreise der Familie und bei Freunden werden die Essgewohnheiten anfangs kritisiert und in Frage gestellt. Die kohlenhydratarme Ernährungsform „Low Carb" ist ein großer Schritt in Richtung eines wesentlich gesünderen Lebens und ein Weg aus dem größten Ernährungsdilemma unserer Zeit, denn letztendlich kommt es darauf an, was aus der Nahrung herausgeholt wird, und das kann ganz unterschiedlich sein. Eine gesunde Ernährung heißt vor allem möglichst natürliche und abwechslungsreiche Kost und wer auf die Kohlenhydrate in der Ernährung achtet, braucht keine Diät.

Bewusstes Essen gepaart mit Bewegung hält fit und macht Spaß. Das allgemeine physische, physiologische und auch sozialpsychologische Wohlbefinden des Menschen liegt in der direkten Verbindung mit der Qualität der aufgenommenen Nahrung.

Unsere Gesundheit ist das Wichtigste in unserem Leben. Ihr Stellenwert wird oft erst bei Krankheit oder mit zunehmendem Alter erkannt. Jeder kann frei entscheiden, wie er sich ernährt und hat damit großen Einfluss auf seine Gesundheit. Unser Immunsystem schützt uns vor Krankheitserregern wie Bakterien oder Viren und solange unsere körpereigene Abwehr funktioniert, stellt sie eine wirkungsvolle Barriere für Krankheitserreger dar. Ist unser Immunsystem jedoch geschwächt, haben Krankheiten ein leichtes Spiel.

Was sind Kohlenhydrate?

Ein Chemiker würde diese Kohlenhydrate „Zucker" nennen.

Und Zucker ist Glukose.

Kohlenhydrate sind enthalten in:

Zucker, Mehl, Kartoffeln, Reis, Mais (Brot, Nudeln etc.).
Hülsenfrüchte: Die Kohlenhydrate liegen im mittleren Bereich.
In Obst je nach Süße und Gemüse (kein Mais) zum Teil gute Kohlen-
hydrate.
Nüsse, Milchprodukte, Käse, Eier haben wenige Kohlenhydrate.
Fleisch, Fisch, Fett und Öle haben keine Kohlenhydrate.

Beispiele: Pro 100 g

Zucker 100	Fruchtzucker100
Cornflakes 85	Haferflocken 85
Knäckebrot 75	Zwieback 75
Brötchen 50	Vollkornbrot 50
Weizenstärkemehl 85	Reisstärkemehl 85
Kartoffelmehl 75	Kartoffeln 25
Kartoffel-Püree 75	Kartoffel-Frites 35
Reis 25	Nudeln 25
Banane frisch 21,4	Himbeeren frisch 04,8
Mandarinen frisch 10,1	Rhabarber frisch 01,4
Apfel geschält 12,4	Blattspinat frisch 00,6
Blumenkohl gegart 01,6	Broccoli gegart 01,9
Erbsen grün gegart 12,6	Spargel 01,6

Nach dem Arzt: Dr. Wolfgang Lutz soll der Mensch nur 6 Brotein-
heiten an Kohlenhydraten pro Tag zu sich nehmen.

1BE entspricht ca. einer halben Semmel.

6 BE entsprechen dem täglichen Zuckerverbrauch des Gehirns.

In einem anderen Buch von Dr. Lutz erklärt der Arzt das genauer:

Pro 1 kg Körpergewicht (pro Tag) 0,8 g Kohlenhydrate!

Das wären bei einem 70 kg schweren Menschen ca. 50 – 70 g Kohlenhydrate pro Tag.

Warum sind zu viele Kohlenhydrate für den Menschen schädlich?

1864 schrieb der Ernährungswissenschaftler William Banting sein erstes Buch über Low Carb Diät: Letter on Corpulence (Brief an die Fettleibigkeit).

Diese Diät wurde auch in Deutschland schon Ende des 19. Jahrhunderts unter dem Namen „Banting-Kur" populär. In dem Konversationslexikon „Mayer" wurde sie als Heilung von Wohlbeleibtheit und Fettsucht bezeichnet und ist der Vorläufer der Atkins-Diät.

Wissenschaftlich war diese Atkins-Diät bis vor ein paar Jahren wenig akzeptiert (wegen Cholesterinstoffwechsel). Darüber gibt es aber heute neue Studien:

Weitere Quelle: Dr. med. Walter Hartenbach: Die Cholesterinlüge - Das Märchen vom bösen Cholesterin (München 2002)

1996 führte die DCCV (Deutsche Morbus Crohn/*Colitis ulcerosa* Vereinigung) unter der Leitung von Prof. H. Lorenz-Meyer und Prof. P. Bauer mit der Lutz-Diät eine Studie durch:

Wolfgang Lutz veröffentlichte Statistiken über die Entwicklung von Blutwerten, die belegen, dass sich kritische Werte unter seiner fettreichen Diät nicht verschlechterten. Die Cholesterin- und Harnsäure-Werte verbesserten sich bei dieser Diät (Low Carb)!

1892 schrieb ein britischer Arzt: Dr. E. Densmore in seinem Buch: Wie die Natur heilt: Getreidenahrung führe zum frühen Tod! Wer große Mengen dieser gefährlichen Nahrung zu sich nimmt, sammelt die größte Menge erdiger Grundstoffe an und schädigt seinen Organismus fortwährend. Diese Ablagerungen, die man sichtbar im Teekessel sehen kann, lagern sich im ganzen Körper ab. Sie verkleistern das Blut. Sie verstopfen die Filtriersysteme und führen zu allen möglichen Krankheiten. Computertomographien von ägyptischen Mumien zeigen bei Getreideliebhabern große Schäden am Skelett.

1920 behandelte ein amerikanischer Arzt Dr. Russel M. Wilder an der Mayo Clinic in Rochester (New York) Epilepsie kranke Kinder. Er entwickelte für seine kleinen Patienten eine extrem fettreiche und kohlenhydratarme Diät.

Solch eine Ernährung setzt den Fastenstoffwechsel in Gang.

Also – Fette und Proteine statt Kohlenhydrate.

Seine ketogene Kost war sehr erfolgreich! Diese ketogene Diät wird schon seit der Antike zur Behandlung von Epilepsie eingesetzt.

1925 veröffentlichte er im Journal of the American Medical Association seine Studie.

M. G. Peterman von der Mayo Clinic berichtet:

Von 37 behandelten Kindern wirkte diese Therapie nur auf 2 Kinder nicht! 13 Kinder hatten nur noch zur Hälfte Anfälle. Bei 22 Kindern verringerten sich die Anfälle um 90 Prozent.

1940 wurden von der Pharma-Industrie neue Medikamente gegen Epilepsie entdeckt und diese Ernährungsform geriet in Vergessenheit.

Erst seit ca. 17 Jahren wird diese ketogene Kost als Therapie wieder eingesetzt, denn ein Drittel der Patienten sprechen auf die Medikamente nicht ausreichend an.

Verantwortlich, dass die ketogene Kost wieder in Erinnerung trat, ist ein amerikanischer Filmproduzent. Sein kleiner Sohn wurde durch die ketogene Diät von seinen Anfällen befreit! Medikamente haben ihm nicht geholfen. Er gründete die Stiftung: Charlie Foundation, die entsprechende Forschungen unterstützt und machte die Heilung seines Sohnes mit Filmen publik. Heute wird diese ketogene Kost bereits in über 45 Ländern eingesetzt. In der Schweiz (Zürich) auch in einem Kinderspital.

2001 hat es eine Studie von Forschern des Johns Hopkins Hospitals in Baltimore mit Kindern gegeben, die sehr erfolgreich war! Nach einer einjährigen Diätphase war bei 49 Prozent der behandelten Kinder die Häufigkeit epileptischer Anfälle um mehr als 90 Prozent verringert.

2005 im September – wurde bei einer Konferenz gesagt, dass es bis heute keine Medikamenten-Studie gäbe, die ähnlich gute Ergebnisse zeigte. Der Grund für die positive Wirkung von kohlenhydratarmer Kost könnten die so genannten Keton-Körper sein, die die Leber während der Ketose als Energieträger bildet. Zum Beispiel drosselt die Ketose bei Epilepsie die Hyperaktivität der Gehirnzellen.

1950 – 1960 entwickelte der österreichische Arzt Wolfgang Lutz eine Low Carb Diät die der Atkins-Diät gleicht. Dieser Arzt studierte in Wien und Insbruck Medizin und habilitierte 1943 an der Wiener Universität. Nach dem 2. Weltkrieg arbeitete er lange als Internist in Salzburg. Sein Buch: Leben ohne Brot wurde 1967 veröffentlicht.

Er erhielt für sein Werk eine Auszeichnung der Royal-Society-of Medicine sowie im Jahr 2007 den Freedom of the City of London Award und ist Ehrenprofessor der Metropolitan University of Dublin (Irland). Bei Lutz stand nicht die Gewichtsabnahme im Vordergrund, es ging ihm um die allgemeinen gesundheitlichen Auswirkungen und um die Vorgänge im Körper sowie die Behandlung chronischer Erkrankungen. Nach seiner Meinung werden die meisten chronischen Erkrankungen durch Hormonstörungen ausgelöst. Verursacht durch zu hohe Insulinausschüttungen.

2004 schrieb Dr. Ehrensperger *(seine Schwerpunkte sind: Metaphysik, Erkenntnistheorie, Rationalismus, Transzendentalphilosophie)*: Wenn die Leber nicht durch Brot und Getreidespeisen überlastet wäre, könnte sie mit dem Fleisch besser klar kommen.

Wegen zu vieler Kohlenhydrate sind viele Menschen total übersäuert und nicht wegen des Fleischkonsums.

2005 orientiert sich die deutsche Reha-Klinik „Überruh" in Isny an der Logi-Pyramide.

Bei 45 an der Studie teilnehmenden Diabetikern sank innerhalb von drei Wochen das Gewicht um 2,9 Kilogramm. Der Nüchtern-Blutzuckerspiegel im Mittelwert um 20 Prozent und der HbA1C um 4 Prozent. Ebenso verbesserten sich die Blutfettwerte und die Medikamente (orale Antidiabetika, Insulin) konnten bei mehr als der Hälfte der Patienten vollständig abgesetzt werden.

Das sind doch für Diabetiker tolle Ergebnisse, die Mut machen! Den ausführlichen Bericht kann man lesen: Ernährungstherapie bei Diabetes mellitus Typ 2 mit kohlenhydratreduzierter Kost (Logi-Methode), Peter Heilmeyer, S. Kohlenberg, A. Dorn, S. Faulhammer, R. Kliebhan.

2007 gab es Studien an der Universitätsklinik in Tübingen an Patienten, die an schwer therapiebaren Hirntumoren litten.

Auch an der Universitätsklinik in Würzburg gab es Studien mit Patienten mit verschiedenen Krebsarten in einem weit fortgeschrittenen Stadium. Die Patienten galten als austherapiert! Bei einem Teil der Patienten verlangsamte sich das Tumorwachstum, der Allgemeinzustand verbesserte sich beachtlich bei einer kohlenhydratreduzierten Kost.

Zum Beispiel fand Thomas Seyfried vom Boston College in Chestnut Hill heraus, dass bei Mäusen mit Gehirntumoren mit ketogenem Futter, die Tumore langsamer wuchsen.

Frau Budwig dokumentiert in ihrem Buch: Krebs, das Problem und die Lösung, dass ihre neuen Erkenntnisse seit Jahrzehnten Professoren der Deutschen Krebshilfe und auch Politikern bekannt sind. ABER: Auch wenn dies bekannt ist, bedeutet dies noch lange nicht, dass diese Erkenntnis auch umgesetzt wird. Die Konsequenzen tragen immer noch die nicht informierten Patienten. Die Schulmedizin interessiert sich leider erst seit kurzem für diese Ernährungsform.

Ein Wissenschaftlerteam bewies an der Universität Jena und Potsdam sowie dem Deutschen Institut für Ernährungsforschung, dass der Tumor aufhört zu wachsen, wenn die Krebszellen von Gärung wieder zur normalen Nutzbarkeit übergehen. Diese Studie wurde 2006 im Fachmagazin Human Molecular Genetics veröffentlicht.

Der Wissenschaftler und Tumorbiologe Dr. Johannes F. Coy aus Habitzheim fand heraus, dass Metastasen bildende Krebsformen ihre Energie nicht aus der Verbrennung von Zucker zu Kohlendioxyd und Wasser gewinnen, sondern aus der Vergärung von Glukose zu Milchsäure. Er erklärt auch, warum Krebs am Herzen extrem selten ist.

Der Herzmuskel gewinnt immer seine Energie aus der Fettverbrennung, selbst wenn Glukose als Treibstoff ausreichend vorliegt. Selbst wenn sich ein Herztumor bildet, ist dieser fast immer gutartig.

1995 wurden von Coy folgende Ergebnisse nachgewiesen: Je mehr Zucker und Kohlenhydrate dem Körper als Energieträger zur Verfügung stehen, desto aktiver wird dieses Enzym bei Krebs.

-Krebsforschungszentrum Heidelberg-

Die Forscher sehen jetzt eine Möglichkeit, über die kohlenhydratarme Ernährungsform den Krebszellen ihre Energie und Lebensgrundlage zu entziehen und sie so zum Absterben zu bringen. Diese Tumorzellen sind auf Zucker (Glucose) als Treibstoff angewiesen.

Der Wiener Internist Dr. Ewald Riegler sagt: Menschen bekommen Migräne-Anfälle, weil ihre Gefäßmuskulatur unterernährt ist. Dies würde passieren, wenn der Körper zu schnell die Kohlenhydrate aufnimmt. Die Bauchspeicheldrüse muss dann viel Insulin produzieren, um den Zucker den Zellen zuzuführen.

Dr. Riegler hat das folgendermaßen beschrieben:

Durch die Zellen-Tür passen pro Minute nur 10 Insulin-Zucker-Teilchen, aber 10.000 Insulin-Zucker-Teilchen wollen gleichzeitig rein.

Sie zertreten sich gegenseitig.

Die Folge ist dann, dass die Zelle gar nichts bekommt und krampft.

Rieger empfiehlt Migräne-Patienten zunächst Fleisch, Fisch und Rohkost zu essen. Außerdem sollen die Betroffenen solange Äpfel essen, bis die Attacke vorbei ist.

Die renommierte Nurse´s Health Studie aus den USA habe gezeigt, dass ein hoher Fettkonsum das Risiko für Herzkreislauf-Krankheiten **nicht** erhöht. Sie sagt aus, dass der Verzicht auf tierische Fette ein doppeltes Schlaganfall-Risiko mit sich bringt.

Nicht das Fett macht fett,

sondern die vielen Kohlenhydrate sind schuld

an vielen chronischen Erkrankungen und Übergewicht.

Vitalität und Wohlbefinden sind wesentliche Voraussetzungen für gute Lebensqualität bis ins hohe Alter. Eine gesundheitsbewusste Lebensführung zögert die Alterungsvorgänge hinaus. Eine ausgewogene und altersgerechte Ernährung in Verbindung mit genügend Bewegung sind die besten Voraussetzungen für ein gesundes und selbst bestimmtes Leben im Alter.

Eine kohlenhydratarme Ernährung (Low Carb) eignet sich für Menschen in jedem Alter und besonders für Menschen, die bereits mit Übergewicht oder Diabetes Typ Zwei zu kämpfen haben. Auch empfehlenswert ist diese Ernährungsform für Menschen mit hohem Cholesterinspiegel, hohem Blutdruck oder Darmerkrankungen sowie natürlich für alle gesunden Menschen auch.

Diese Ernährungsform bietet viele Vorteile. Sie hält den Blutzuckerspiegel niedrig, da durch die vermehrte Aufnahme von fett- und eiweißreicher Nahrung der Sättigungseffekt länger anhält. Auch wird der Stoffwechsel angeregt, da dieser für die Umwandlung von Eiweiß mehr Energie benötigt.

Wenn Sie sich für diese Ernährungsform interessieren, können Sie dies zunächst mit Ihrem Hausarzt vorab besprechen. Lassen Sie sich nicht verunsichern, sollte er vielleicht aus Bequemlichkeit abwinken, Sie sind als Patienten NICHT entmündigt. Sie können auch jederzeit mit Ihrer Krankenkasse telefonieren und sich informieren.

Die Ernährungsform "Low Carb" zeichnet sich unter anderem dadurch aus, dass nicht gehungert werden muss. Dies könnte für den ein oder anderen ein guter Anreiz sein, die Ernährung nach diesem Prinzip umzustellen.

In vielen Forschungen wurde nachgewiesen, dass eine kohlenhydratarme Ernährung (Low Carb) dabei hilft, den Blutzuckerspiegel und den Blutdruck dauerhaft zu senken (habe ich schon erwähnt) und den Muskelaufbau zu fördern. Zum Beispiel: Viele Diabetiker mit dem Typ Zwei konnten auf Medikamente und Insulin verzichten.

Es berichten auch Patienten mit Gelenkschmerzen, dass diese Ernährungsform dabei helfen kann, Entzündungen zu reduzieren. Dies lässt sich vermutlich auf den niedrigeren Insulinspiegel zurückführen, da ein hoher Insulinspiegel mit Entzündungsmarkern in Verbindung steht.

Mit zunehmendem Alter steigt das Risiko für eine chronische Krankheit wie Depression oder Diabetes – fast 20% der Deutschen haben im Alter von 65 Jahren Diabetes. Mit der Zeit werden die Zellen immer Insulinresistenter. Die Bauchspeicheldrüse muss viele Überstunden machen und produziert 4 bis 5 Mal mehr Insulin. Wissenschaftler behaupten, dass diese überhöhte Insulinproduktion den Alterungsprozess beschleunigt.

Low Carb Ernährung muss nicht immer tierproduktlastig sein.

Auch Vegetarier können nach dieser Ernährungsform leben.

Tierische Produkte sind die einzigen Quellen für gutes Fett und Eiweiß. Auch Kichererbsen, Linsen, weiße Bohnen, Erbsen, Tofu, Feta und Mandeln (und mehr Lebensmittel) sind reich an Eiweiß. Und was die Fette anbelangt, gibt es ebenso gute Öle wie z. B.: Leinsamenöl oder Olivenöl.

Leinsamen (auch gepresstes Leinöl) sind eine vegetarische Quelle für gesunde Omega-3-Fettsäuren. Diese schützen vor Herz-Kreislauferkrankungen sowie auch vor Diabetes.

Kohlenhydratarme Rezepte

Low Carb Fladenbrot
> **Zutaten:**

200 g Frischkäse
6 Eier
1 EL Sesamkörner
1 EL Leinsamen
1 P Backpulver
½ TL Salz
1 EL Olivenöl

> **Zubereitung:**

Eier trennen und das Eiklar sehr steif schlagen. In einer zweiten Schüssel das Eigelb und den Frischkäse schaumig rühren. Sesamkörner, Leinsamen und Salz dazugeben, Eischnee vorsichtig unterheben. Backpapier mit dem Olivenöl einstreichen. Auf dem Backblech 6 platte Häufchen verteilen und bei 160 Grad zirka 25 – 30 Minuten backen.

Kichererbsen-Brot
> **Zutaten:**

400 g Kichererbsenmehl
200 g Butter
1 TL Salz
2 TL Natron
10 Eier
4 EL grob gemahlene Haselnüsse
1 EL gemahlene Mandeln

> **Zubereitung:**

Eier trennen, Eiweiß steif schlagen. Restliche Zutaten (nur 2 EL Nüsse) miteinander verrühren, Eiweiß unterheben. Kastenform mit Butter einstreichen und mit 2 EL Haselnüssen ausstreuen, den Teig einfüllen. Bei 180 Grad zirka 50 Minuten backen.

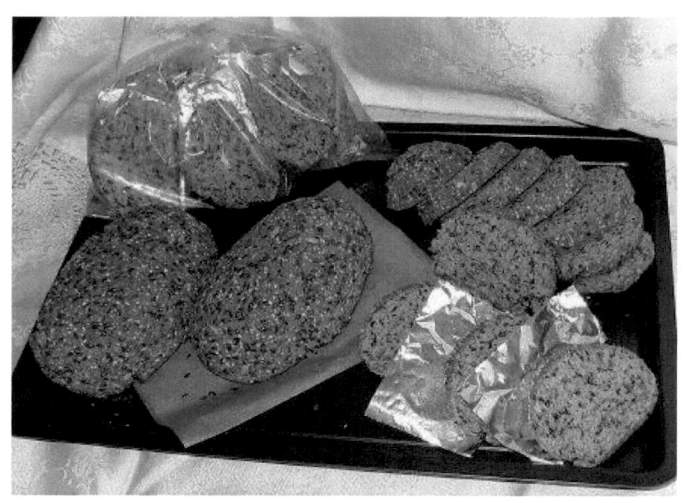

Low Carb Körnerbrot

Menge: Ergibt 10 Brote à 400 g / Pro Brot 8 - 10 Scheiben

Pro 1 Scheibe = 12 Kohlenhydrate

➢ **Zutaten:**

500 g Sesamkörner

500 g Leinsamen

200 g Sonnenblumenkerne

600 g gem. Mandeln

700 g Eiweißpulver

6 Päckchen Trockenhefe

1 gehäufter EL Salz

6 Eier

250 ml Sonnenblumenöl

750 g sehr warmes Wasser

➢ Zubereitung:

Eine sehr große Schüssel nehmen, alle trockenen Zutaten (auch die Trockenhefe) hinein geben und gut durchmischen. Anschließend alle nassen Zutaten hinzu geben und gut durchkneten. Der Teig bröselt etwas. Auf einer Waage je 400 g abwiegen und zu einer länglichen (Durchmesser: ca. 7 - 8 cm) Rolle formen. Die Rolle ist ca. 13 - 15 cm lang. Auf ein Backblech (mit Papier auslegen, NICHT einfetten) passen 6 Brote. Backzeit: zirka 45 Minuten bei 180 Grad.

ACHTUNG: Das Brot vor dem Backen zirka 45 Minuten gehen lassen! Jedes Brot in ca. 8 - 10 Scheiben schneiden und einfrieren (Zwischen jede Scheibe ein kleines Stück Alufolie legen). Frisch hält sich das Brot zirka 3 - 4 Tage (Im Kühlschrank). Gefroren nach Bedarf auf den Toaster legen und jede Seite einmal toasten.

Tipp: Bestreichen Sie ein paar Scheiben des Brotes leicht mit Schmand und legen es auf ein Backblech (mit Backpapier). Mit Gewürzen wie: Etwas Salz, Pfeffer, (wenig Paprika und Pizza-Gewürz) würzen und dann mit jungem Gouda im Backofen bei 160 Grad 10 Minuten überbacken. Dazu Salat reichen.

Eiweißpulver als Mehlersatz (Proteinpulver)

In vielen Rezepten „mit Eiweißpulver" wird ein Proteinpulver mit wenig KH (Kohlenhydrate) verwendet. Bei kohlenhydratarmer Ernährung (Low Carb) achtet man auf die KH. Die KH sind von Firma zu Firma verschieden (0,5 KH auf 100 g – 2,8 KH auf 100 g).

Das Eiweißpulver wird von Sportlern „eigentlich" für den Muskelaufbau benutzt. Es eignet sich auch zum Backen und Kochen in einer kohlenhydratarmen Ernährung.

Man bekommt dieses Pulver in allen möglichen Geschmacksrichtungen (auch mit neutralem Geschmack). Kaufen kann man es in Sportgeschäften, Bodybuildershops, großen Supermärkten und Reformhäuser. Wer mehr Infos über Eiweißpulver erfahren möchte, gibt dieses Wort einfach als Suchfunktionswort ein.

Vanille-Waffeln
> **Zutaten:**

80 g Butter

100 g Magerquark

150 g Eiweißpulver, Vanillegeschmack

4 Eier

Ein paar Tropfen Vanille-Aroma

Öl für das Waffeleisen

2 EL Birkenzucker (oder Streusüße)
> **Zubereitung:**

Butter in der Mikrowelle oder in einem Kochtopf schmelzen, danach mit Quark, Eiweißpulver, Eier, Rum-Aroma und Birkenzucker verquirlen. Portionsweise in einem Waffeleisen backen.

Kokosmakronen

Ergibt ca. 18 Kokosmakronen
> **Zutaten:**

9 Eiweiß

3 TL Zitronenpulver

6 EL Streusüße (nacheinander beim Schlagen hinzufügen)

370 g Kokosflocken
> **Zubereitung:**

Eiweiß steif schlagen und die Zutaten darunter heben. Auf das Backblech mit Papier legen. Ca. 40 Minuten bei ca. 125 Grad im Backofen backen. Bei geschlossenem Backofen ca. 15 - 20 Minuten abkühlen lassen.

Mandel-Taler

> ➢ **Zutaten:**

6 Eier
200 g Butter
1 Tütchen Backpulver
3 EL flüssiger Süßstoff
1 Tütchen Lebkuchengewürz
100 g gemahlene Mandeln, 100 g gemahlene Haselnüsse
8 EL Eiweißpulver (Schoko)
Der Teig sollte sich formen lassen, eventuell etwas mehr Eiweißpulver
hinzu geben.

> ➢ **Zubereitung:**

Butter schmelzen, Eier sehr schaumig rühren und die Butter hinzu
geben. Dann den Rest der Zutaten. Kleine Bällchen formen und platt
drücken und auf ein mit Backpapier ausgelegtes Blech legen. Bei 180
Grad ca. 25 - 30 Minuten backen. Oder ganze Masse auf das Backblech (mit Papier auslegen) verteilen und Vierecke schneiden.

Mohnkuchen

> ➢ **Zutaten:**

6 Eier
200 g Mohn
250 g Sahnequark
60 g geschmolzene Butter
5 EL flüssiger Süßstoff, 1 gestrichener TL Natron
30 g Eiweißpulver
1 Fläschchen Backaroma (Vanille)

> ➢ **Zubereitung:**

Eier schaumig rühren. Alles zusammen rühren und in eine kleine, gefettete Auflaufform geben. Bei 160 Grad 45 - 50 Minuten backen.
Zum Abkühlen im leicht geöffneten Backofen 15 Minuten stehen lassen.

Hackfleischbällchen auf Eisbergsalat

➤ Zutaten für den Salat:

1 Eisbergsalat
4 EL Zitronensaft
1 EL Honig
½ TL Paprikapulver (scharf)
½ TL Kurkuma, 1 TL Currypulver, ½ TL Schwarzkümmel
½ TL Salz, 2 Prisen Pfeffer
2 EL Olivenöl
1 EL Sonnenblumenöl

➤ **Zutaten für die Hackbällchen:**

500 g gemischtes Hackfleisch
2 Knoblauchzehen
1 Zwiebel
1 kleine Möhre
1 TL Salz, ½ TL Pfeffer, 1 TL Currypulver
2 EL Olivenöl

➤ **Zubereitung für den Salat:**

Eisbergsalat waschen und in Stücke rupfen. Alle Zutaten gut verquirlen und den Salat damit anmachen. Auf 2 Tellern verteilen.

➤ **Zubereitung für die Hackbällchen:**

Möhre, Zwiebel und den Knoblauch sehr fein schneiden. Hackfleisch, Möhre, Zwiebel, Knoblauch und die Gewürze mischen und kleine Bällchen formen. Pfanne heiß werden lassen, dann das Öl dazu geben und die Hackbällchen zirka 20 Minuten durch garen. Die Hackbällchen legt man auf den Salat.

Pfannkuchen mit türkischer Wurst

➤ **Zutaten:**

4 Eier
4 SUCUK (türkische Würstchen aus Rind, Lamm und Geflügel)
1 Möhre
1 Zwiebel
1 Zucchini
1 rote Paprika
2 EL schwarze Oliven (ohne Kerne)
4 EL geriebener Käse
100 ml Sahne
3 – 4 Prisen Pfeffer
½ TL Salz
2 EL Schnittlauch
2 EL Olivenöl

➤ **Zubereitung:**

Ein hohes Backblech mit Olivenöl bestreichen.
Würste, Oliven, Zwiebel, Zucchini, Paprika und Karotte würfeln (NICHT den Schnittlauch). Alles auf ein Backblech geben.
Teig für den großen Pfannkuchen (für den Backofen):
Eier, Sahne, Pfeffer und Salz mischen, alles über die Masse geben und mit geriebenem Käse bestreuen.
Im Backofen bei 200 Grad zirka 25 Minuten backen.
Mit Schnittlauch bestreuen und in Stücke schneiden.

Curry-Bällchen auf Salat

> **Zutaten:**

400 g gemischtes Hackfleisch
½ Eisbergsalat
2 getrocknete Chilischoten
1 Ei
1 Zwiebel (klein würfeln), 1 Knoblauchzehe klein hacken
1 TL gehackte Ingwerwurzel
½ TL Salz
2 – 3 Prisen Pfeffer
2 EL Curry
3 EL Öl
2 EL Kokosnussflocken (und 2 EL zum Verzieren)
1 ½ Liter Brühe (Gemüse- oder Fleischbrühe)

> **Zubereitung:**

Eisbergsalat putzen, waschen und in grobe Blätter teilen. Auf zwei Teller verteilen.

Hackfleisch mit dem Ei, den Gewürzen, und den Kokosnussflocken vermischen. Kleine Fleischbällchen formen und kurz in der Pfanne anbraten.

Die Brühe erhitzen und die kleinen Fleischbällchen einlegen und 15 Minuten auf kleiner Flamme ziehen lassen. Abkühlen lassen und auf dem Salat anrichten.

Mit den Kokosraspeln bestreuen.

Putenschnitzel mit Paprika

➢ Zutaten:

4 kleine Putenschnitzel
1 Glas zirka 370 ml eingelegte Paprika
1 kleine Zwiebel
1 kleine Dose Erbsen
1 TL Gemüsebrühe-Pulver
2 EL Zitronensaft
½ TL Currypulver
½ TL Paprikapulver (süß)
½ TL Salz
½ TL Pfeffer
200 ml Wasser
6 EL Olivenöl

➢ Zubereitung:

Schnitzel in dünne Streifen schneiden, mit 2 EL Olivenöl beträufeln und mit den Gewürzen würzen. Beiseite stellen.

Paprika aus dem Glas in einem Sieb abtropfen lassen.

Zwiebel schälen und klein würfeln.

Den Paprika klein schneiden.

Pfanne heiß werden lassen, 2 EL Olivenöl hinzu geben.

Zwiebel mit den Paprika darin zirka 3 Minuten dünsten.

Mit Wasser ablöschen, aufkochen lassen und Gemüsebrühe-Pulver hinzu geben.

Erbsen hinzu geben und zirka 3 Minuten erhitzen.

Eine 2. Pfanne heiß werden lassen, 2 EL Olivenöl hinzu geben und die Fleischstreifen zirka 6 Minuten stark anbraten.

Tipp: Salatblätter waschen, auf zwei Tellern verteilen und mit ein paar Prisen Salz und Pfeffer würzen. Darauf das Gemüse aus der Pfanne geben und die Fleischstücke hinzu legen.

Hähnchenbrustfilets mit Knoblauch

➢ **Zutaten:**
4 kleine Hähnchenbrustfilets
3 EL Walnüsse (gehackt), 1 EL Mandeln (gehackt)
3 Knoblauchzehen (gepresst)
200 ml flüssige Sahne, 2 EL Zitronensaft
4 EL Käse (gerieben)
2 EL Schnittlauch (gehackt)
1 TL Salz (für das Fleisch), 4 Prisen Pfeffer (für das Fleisch)
½ TL Currypulver, ½ TL Paprikapulver
½ TL Salz, 3 Prisen Pfeffer
3 EL Olivenöl, 1 EL Olivenöl für die Backform

➢ **Zubereitung:**
Hähnchenfilets mit Salz und Pfeffer würzen. Pfanne heiß werden lassen. Olivenöl hinzu geben und die Filets auf beiden Seiten zirka 3 Minuten kräftig anbraten. Backform mit Olivenöl einpinseln. Die Filets in die Backform legen. Knoblauchzehen schälen und klein pressen. Die gehackten Walnüsse und Mandeln, Knoblauch, Sahne, Zitronensaft, Käse und Schnittlauch in einer Schüssel mischen und mit Currypulver, Paprikapulver, Salz und Pfeffer würzen. Diese Sahnemischung auf dem Fleisch verteilen. Im Backofen bei 180 Grad (Ober-/Unterhitze) zirka 25 Minuten backen.

Tipp: Doppelte Menge ergibt eine Mahlzeit für den 2. Tag.
Zutaten: Fleischgericht vom Vortag, zirka 400 g Gemüse aus der Dose, 100 ml Sahne, 100 ml Frischmilch, 100 g geriebener Käse, 2 EL Ananasstücke (Dose)
Zubereitung: Backblech mit Sahne und Milch beträufeln. Hähnchenfleisch auf das Backblech legen. 1 Dose Gemüse darüber geben, evtl. ein paar Stücke Ananas (ohne Zucker) und mit zirka 100 g geriebenem Käse bestreuen. Im Backofen bei 200 Grad zirka 15 Minuten überbacken.

Hackfleischbällchen mit Blumenkohl

> ➤ **Zutaten:**

500 g gemischtes Hackfleisch
1 Blumenkohl
1 Zwiebel, 1 Knoblauchzehe
1 Paprika
1 Möhre
1 TL Salz, ½ TL Pfeffer, 1 TL Curry, 1 TL Oregano
1 TL Senf
2 Eier
3 EL Sonnenblumenöl

> ➤ **Zubereitung:**

Blumenkohl waschen, in Röschen zerteilen und im Salzwasser (1 EL Salz) zirka 10 Minuten gar kochen.

Zwiebel, Knoblauch, Paprika und die Möhre in kleine Würfel schneiden.

Eine große Schüssel nehmen und alle Zutaten (auch die Gewürze) hinein geben. Mit nassen Händen Tennisball große Fleischklopse formen. Auf einen Teller bereit legen.

Pfanne heiß werden lassen und das Öl hinein geben.
Die kleinen Fleischklopse auf jeder Seite zirka 8 Minuten braten. Fertig.
Der Blumenkohl, der inzwischen gar ist wird zusammen mit den Fleischkopsen serviert.

Tipp: Sie könnten die Klopse auch in einer Gemüsebrühe garen. Die Brühe darf nicht kochen. Die Klopse brauchen in der Brühe zirka 15 Minuten. Wenn Sie einige Klopse einfrieren möchten, legen Sie die Klopse bitte nur nebeneinander zum Einfrieren. Die eingefrorenen Klopse können Sie direkt auf dem Herd in einer Pfanne oder in einer Soße zubereiten (langsam garen). Im Kühlschrank dauert es ein paar Stunden, bis die Klopse aufgetaut sind.

Ente mit Walnusssoße

> ➤ **Zutaten:**

1 kleine Ente oder eine ½ Ente
1 Granatapfel
1 Zwiebel
1 kleine Möhre
200 g gemahlene Walnüsse
2 EL grob gehackte Walnüsse (zum Garnieren)
1 EL Tomatenmark
½ TL gemahlener Kurkuma
2 EL Granatapfelsirup (Achtung Zucker, wenn auch wenig)
½ TL Salz, 2 – 3 Prisen Pfeffer
200 – 250 ml heißes Wasser
1 EL Honig, 4 EL Olivenöl

> ➤ **Zubereitung:**

Zwiebel und Möhre klein würfeln und in Olivenöl anbraten. Tomatenmark zufügen, kurz mitbraten. Gemahlene Nüsse, Granatapfelsirup, Salz, Pfeffer und Kurkuma zugeben, alles vermischen und mit heißem Wasser aufgießen, sodass sich eine etwas dickliche Soße ergibt. Ente in 2 Teile oder 4 Teile zerlegen, mit Pfeffer und Salz würzen und auf jeder Seite in Öl in einer gesonderten Pfanne anbraten. Die Zwiebel/Möhre/Nüsse-Masse zu der Ente in die Pfanne geben und zirka 90 Minuten auf kleiner Flamme garen lassen. Zwischendurch vorsichtig umrühren.

In der Zwischenzeit den Granatapfel aufschneiden und die Kerne mit dem Löffel herauslösen und zur Seite stellen.

Wenn die Ente fertig ist, auf zwei Teller legen und mit den Granatapfelkernen und 2 EL grob gekackten Walnüssen bestreuen.

Okra mit Hackfleisch

➤ **Zutaten:**

500 g Hackfleisch (wie gewohnt mit Gewürzen/Zwiebeln braten)
750 g Okra
2 Zwiebeln
2 Knoblauchzehen
2 Tomaten - fein hacken
Etwas frischen Ingwer
Je 2 TL Kreuzkümmel, Koriander, frische Kräuter
Je ½ TL Fenchelsamen (gemahlen), Cayennepfeffer, Kurkuma
1 TL Salz
4 EL Öl
200 ml Fleischbrühe

➤ **Zubereitung:**

In die heiße Pfanne etwas Öl hinein geben und eine Schicht Okra hinein geben. 3 – 4 Minuten von allen Seiten anbraten und aus der Pfanne nehmen. Schicht für Schicht braten. Zwiebeln in die Pfanne geben, anbraten und den Knoblauch/Ingwer und Gewürze hinzu geben. Zum Schluss die Tomaten. Die Fleischbrühe dazu geben und zirka 25 Minuten auf kleiner Flamme mit geschlossenem Deckel schmoren.
Auf dem Teller anrichten und das Hackfleisch dazu legen.
Man kann das Ganze auch in eine Auflauf-Form geben und mit Käse kurz im Backofen bei zirka 200 Grad – 20 Minuten überbacken.

Infos: Vor über 3000 Jahren wurde das Gemüse „Okra" in Ostafrika kultiviert. Die Hauptanbaugebiete sind Kenia, Indien, Thailand, Süd-, Mittel- und Nordamerika, der Orient und auch die Mittelmeerländer. Wer Okras schon mal gegessen hat, beschreibt ihren Geschmack als mild und auch säuerlich-pikant. Manche sagen auch, Okras schmecken wie eine Mischung aus grünen Bohnen und Stachelbeeren.

Wenn Sie keine Okras möchten, dann können Sie auch grüne Bohnen nehmen oder ein anderes Gemüse.

Tofubällchen Gratiniert auf Eisbergsalat

➤ **Zutaten:**

½ Eisbergsalat
3 große Tomaten
3 Zucchini
200 g Tofu
100 g geriebenen Parmesan
1 Zwiebel, 1 Knoblauchzehe
3 Zweige Thymian
30 g gemahlene Mandeln
1 Ei
3 EL Olivenöl
½ TL Salz (3 Mal)
2 – 3 Prisen Pfeffer (2 Mal)
2 – 3 Prisen Chilipulver

➤ **Zubereitung:**

Eisbergsalat putzen, waschen und in große Stücke reißen. Auf zwei Teller legen. Zucchini waschen, putzen und in feine Scheiben schneiden, in eine hohe Backform geben, mit Salz und Pfeffer mischen.

Tomaten waschen, fein würfeln und die Stielansätze entfernen, Zwiebel und Knoblauch schälen und fein hacken. Den Thymian waschen, trocken schütteln und Blättchen abstreifen. Tomaten, Zwiebel, Knoblauch und Thymian mit 2 EL Öl vermischen, salzen, pfeffern und auf den Zucchini verteilen.

Tofu mit der Gabel fein zerdrücken, mit Parmesan, Mandeln, Ei, Salz und Chilipulver sehr gründlich mischen und zu kleinen Bällchen (tischtennisballgroß) formen, auf dem Gemüse verteilen, mit dem restlichen Öl beträufeln und im Backofen bei 200 Grad 35 Minuten backen. Die Tofubällchen und das Gemüse auf dem Salat verteilen.

Tofu- Champignons- Lauch-Saté

> ## ➢ Zutaten:
20 kleine Champignons
400 g Tofu
2 dünne Stangen Lauch, 1 Zwiebel
5 EL Sojasoße, 2 Zitronen, 1 EL Essig
7 EL Olivenöl
4 gehäufte EL Erdnussmus (zirka 200 g)
1 TL Chilipulver, 1 TL Ingwerpulver
1 EL Honig
½ TL Salz, 2 – 3 Prisen Pfeffer
20 Holzspießchen, 300 ml Wasser

> ## ➢ Zubereitung:
Den Lauch waschen, in 20 Stücke schneiden. Die Stücke in ein Metall-sieb oder einen Siebeinsatz geben und über kochendem Wasser im geschlossenen Topf zirka 4 Minuten dämpfen. Die Champignons put-zen und den Tofu in 20 Stücke schneiden. Die Zitronen auspressen.

6 EL Zitronensaft, 3 EL Sojasoße, 4 EL Öl, Ingwer- und Chilipulver, Honig und mit Salz und Pfeffer verrühren. Tofu, Champignons und Lauch mit der Marinade übergießen und durchziehen lassen.

Inzwischen für die Erdnusssoße die Zwiebel schälen, fein hacken und in 1 EL Öl kurz dünsten. Das Erdnussmus, 300 ml Wasser, die Chili-soße, den Essig und 1 EL Sojasoße dazugeben und verrühren. Bei mittlerer Hitze zirka 3 Minuten schwach kochen lassen, mit Salz und Pfeffer abschmecken.

Den Tofu, die Champignons und den Lauch abwechselnd auf Holz-stäbchen spießen (den Lauch quer zur Schnittfläche aufspießen). Die Spieße portionsweise in 2 EL Öl bei mittlerer Hitze zirka 7 Minuten rundum goldgelb braten und mit der Soße servieren.

Vegetarisches Chili con Carne

➢ Zutaten:

200 g Kidneybohnen (aus der Dose)
400 g Kohlrabi (aus dem Glas)
1 grüne Paprika
1 gelbe Paprika
1 kleine Möhre
3 Tomaten
1 Zwiebel
2 Knoblauchzehen
3 EL flüssige Sahne
2 EL Zitronensaft
2 EL Olivenöl
1 TL Chilipulver
1 TL Paprikapulver
½ TL Currypulver
½ TL Salz
250 ml Gemüsebrühe
3 EL Olivenöl

➢ Zubereitung:

Pfanne heiß werden lassen, Olivenöl hinzu geben.
Zwiebel schälen und in kleine Würfel schneiden
Tomaten, Möhre und die Paprika waschen und klein würfeln.
Zirka 8 Minuten im Öl leicht anschwitzen.
Knoblauchzehen schälen und pressen.
Gemüsebrühe, Gewürze, und die restlichen Zutaten hinzu geben. Dazu schmeckt Low Carb Brot.

Tipp: Low Carb Brot Scheiben mit Olivenöl beträufeln, mit Käse belegen und im Backofen bei 200 Grad 6 Minuten überbacken.

Zucchini mit Feta und Tomaten

➤ **Zutaten:**
300 g Feta
3 – 4 Zucchini
200 g Tomatenstücke aus der Dose
1 Bund frische Kräuter
½ TL Salz
2 Prisen Pfeffer
½ TL Paprikapulver (süß)
3 EL Olivenöl
½ L Salzwasser (1 TL Salz)

➤ **Zubereitung:**
Den Käse in vier gleich große Stücke schneiden.
Zucchini waschen, in der Länge in 4 mm dünne, lange Streifen schneiden und im Salzwasser 25 Sekunden blanchieren, abschrecken und abtropfen lassen.
Je 2 – 3 Streifen der Zucchini um den Käse wickeln.
Diese Päckchen nebeneinander in eine feuerfeste Form (etwas mit Öl auspinseln) legen. Es sollte noch ein kleiner Rest der Zucchini übrig bleiben.
2 EL Olivenöl mit Salz, Pfeffer und Paprika verrühren und die Zucchini-Päckchen damit bestreichen.
Im Backofen bei 175 Grad zirka 20 Minuten backen.
Inzwischen die Tomaten mit 1 EL Olivenöl erhitzen, übrige Zucchinischeiben in Streifen schneiden und dazugeben.
Die Soße mit Salz und Pfeffer kräftig abschmecken.
Die Kräuter klein hacken. Die Käse-Zucchini-Päckchen auf der Tomatensoße mit den Kräutern anrichten.

Grünkohl-Auflauf

➢ **Zutaten:**
400 g TK-Grünkohl
1 kleine Zwiebel, 4 Möhren
100 g geriebener Käse, 1 Ei
150 ml Gemüsebrühe
100 ml Sahne
2 EL Sonnenblumenöl
1 Prise Muskat, 1 TL Salz, 3 Prisen Pfeffer
½ TL Paprikapulver

➢ **Zubereitung:**
Zwiebel schälen, in Würfel schneiden.
Möhren schälen, in Scheiben schneiden.
Pfanne heiß werden lassen, das Sonnenblumenöl hinzu geben. Zwiebel und Möhren darin anschwitzen.
Grünkohl zufügen und mitdünsten. Mit der Gemüsebrühe und den Gewürzen abschmecken. Das Gemüse in eine gefettete Auflaufform geben. Das Ei mit Sahne, etwas Salz und Käse verquirlen und über das Gemüse geben. Im vorgeheizten Backofen bei 180 Grad zirka 35 Minuten überbacken.

Diese Rezepte waren nur eine kleine Auswahl. Die Low Carb Küche ist sehr vielfältig. Weitere Rezepte finden Sie in anderen Low Carb Bücher, die sich auf meiner Webseite befinden.
https://www.jutta-schuetz-autorin.de/
Die Bücher sind auch direkt beim BoD-Verlag erhältlich oder bei vielen anderen Händlern weltweit: Zum Beispiel:
https://www.bod.de/buchshop/die-sanfte-umstellung-auf-low-carb-jutta-schuetz-9783752849141

Link oder "Jutta Schütz BoD" im Internet eingeben und Sie finden meine Bücher. ☺ Danke, dass Sie mein Buch gekauft haben. Einige Buchtipps siehe nächste Seiten.

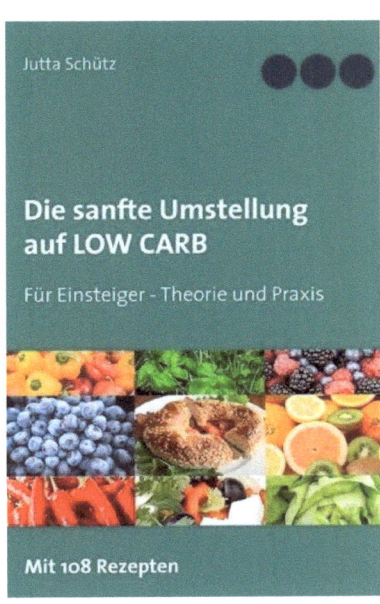

Buchdaten:
Die sanfte Umstellung auf Low Carb
Für Einsteiger - Theorie und Praxis
Mit 108 Rezepten
Autorin: Jutta Schütz
Verlag: Books on Demand
ISBN-13: 9783752849141
(Paperback) 212 Seiten
Auch als E-Book erhältlich
ISBN-13: 9783752883091
Erscheinungsdatum: 30.04.2018
Sprache: Deutsch

Das neue Buch "Die sanfte Umstellung auf Low Carb" ist für Neulinge und Einsteiger genau richtig. Neben Theorie und Praxis gibt es noch 108 kohlenhydratarme Rezepte.

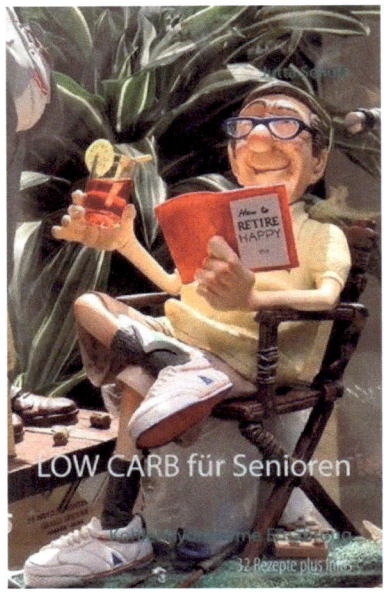

Buchdaten:
LOW CARB für Senioren -
Kohlenhydratarme Ernährung
Autorin: Jutta Schütz
Verlag: Books on Demand
ISBN-13: 9783752877427
Paperback - 56 Seiten
Erscheinungsdatum: 28.05.2018
Sprache: Deutsch
Auch als E-Book erhältlich.

Vitalität und Wohlbefinden sind wesentliche Voraussetzungen für gute Lebensqualität bis ins hohe Alter und eine gesundheitsbewusste Lebensführung zögert die Alterungsvorgänge hinaus.

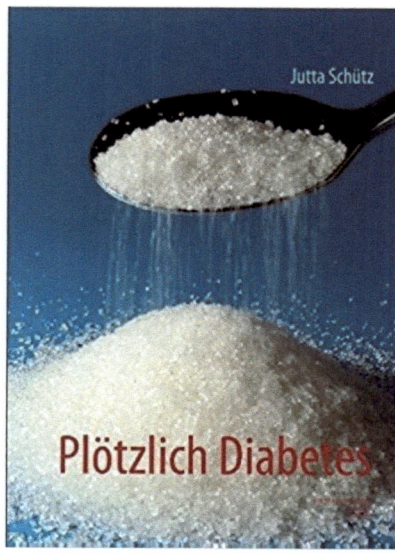

Buchdaten:
Plötzlich Diabetes - Es geht auch ohne
Pillen
3. Auflage (25. Juni 2014)
Autorin: Jutta Schütz
Verlag: Books on Demand
Taschenbuch: 112 Seiten - Sprache: Deutsch
ISBN-10: 3732247724
E-Book:
ISBN-13: 978-3732247721

Ein Typ-Zwei-Diabetes entsteht oft schleichend und kann über Jahre unbemerkt bleiben. Die Patienten haben oft ein allgemeines Unwohlsein und Abgeschlagenheit.

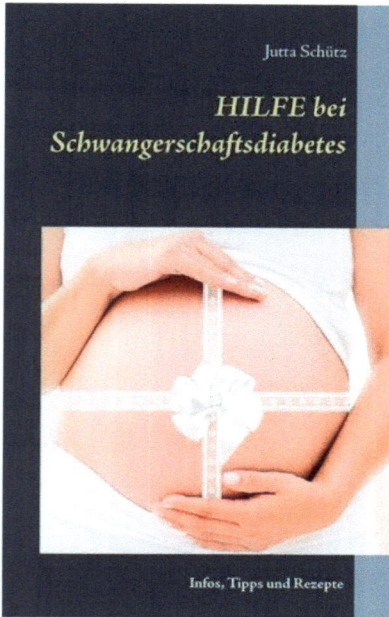

Buchdaten:
Hilfe bei Schwangerschaftsdiabetes
Infos, Tipps und Rezepte
Autorin: Jutta Schütz
Verlag: Books on Demand
Paperback, 64 Seiten,
ISBN-13: 9783752851007
E-Book:
ISBN-13: 9783752800012
Erscheinungsdatum: 03.05.2018
Sprache: Deutsch

Schwangere bemerken oft nichts von ihrer Erkrankung, da der Schwangerschaftsdiabetes meist beschwerdefrei bleibt.

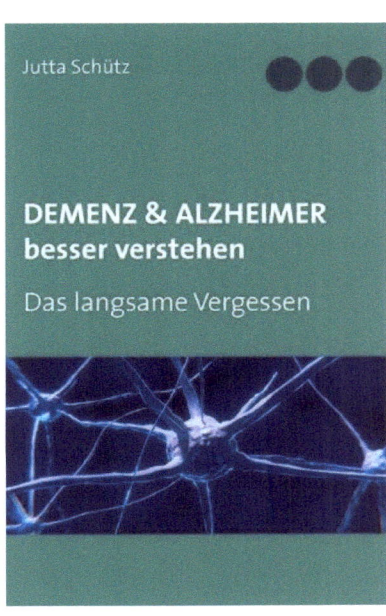

Buchdaten:
Demenz & Alzheimer besser verstehen
Das langsame Vergessen
Autorin: Jutta Schütz
Verlag: Books on Demand
ISBN-13: 978-3-7448-3377-6
Erscheinungsdatum: 31.05.2017
Sprache: Deutsch, 52 Seiten
E-Book:
ISBN-13: 9783744878340

Häufig spricht man von Alzheimer und meint gleichzeitig auch Demenz. Es ist wichtig deutlich zu machen, dass die Demenz der Oberbegriff für verschiedene Demenz-Erkrankungen ist, umgekehrt jedoch nicht jede Demenz ein Alzheimer.

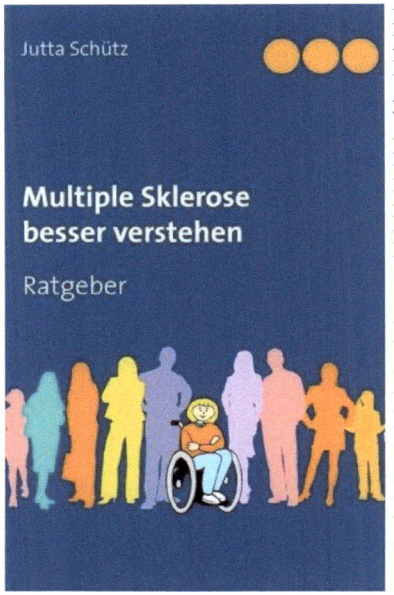

Buchdaten:
Multiple Sklerose besser verstehen
Ratgeber
Autorin: Jutta Schütz
Verlag: Books on Demand
ISBN-13: 9783752852141
Paperback - 152 Seiten
E-Book:
ISBN-13: 9783752800944
Erscheinungsdatum: 08.05.2018
Sprache: Deutsch

MS (Multiple Sklerose) schädigt die Hüllschicht der Nerven. Die Nervenhüllen sind mit der Isolierschicht eines Stromkabels zu vergleichen.
MS kann bisher nicht geheilt, aber behandelt werden.

LOW CARB Buchtipps
Sie suchen nach Abwechslung für Ihre Low Carb Ernährung?

Die Low Carb Ratgeber enthalten umfangreiche Rezepte, ganz gleich ob Sie abnehmen wollen, gesünder essen möchten, Rezepte für die Familie, für unterwegs, oder für Festlichkeiten suchen – es gibt für jede Situationen die passenden Rezepte.
Sie lernen auch die Grundlagen von Low Carb kennen und wissen so immer ganz genau, was Sie essen dürfen.

Infos: www.jutta-schuetz-autorin.de/

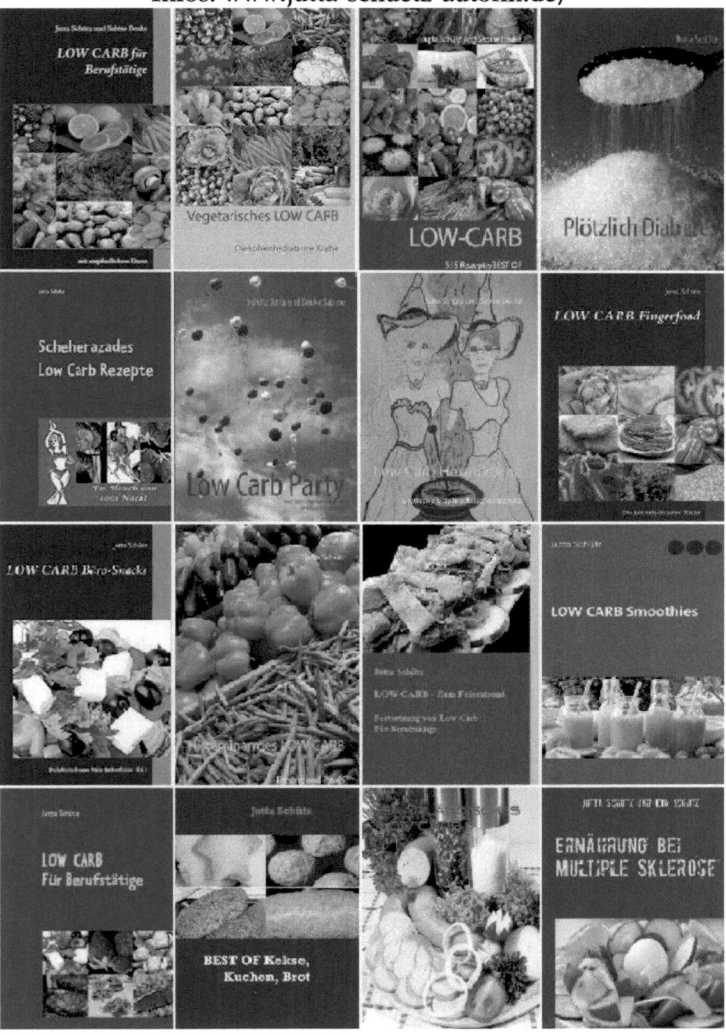